酵素シロップでやせる!

21kg減量したローフード研究家が
教えるダイエット法

秋葉睦美 著
白川太郎 監修

もうダイエットは無理……とあきらめないで。
私は酵素の力で21kg減量しました

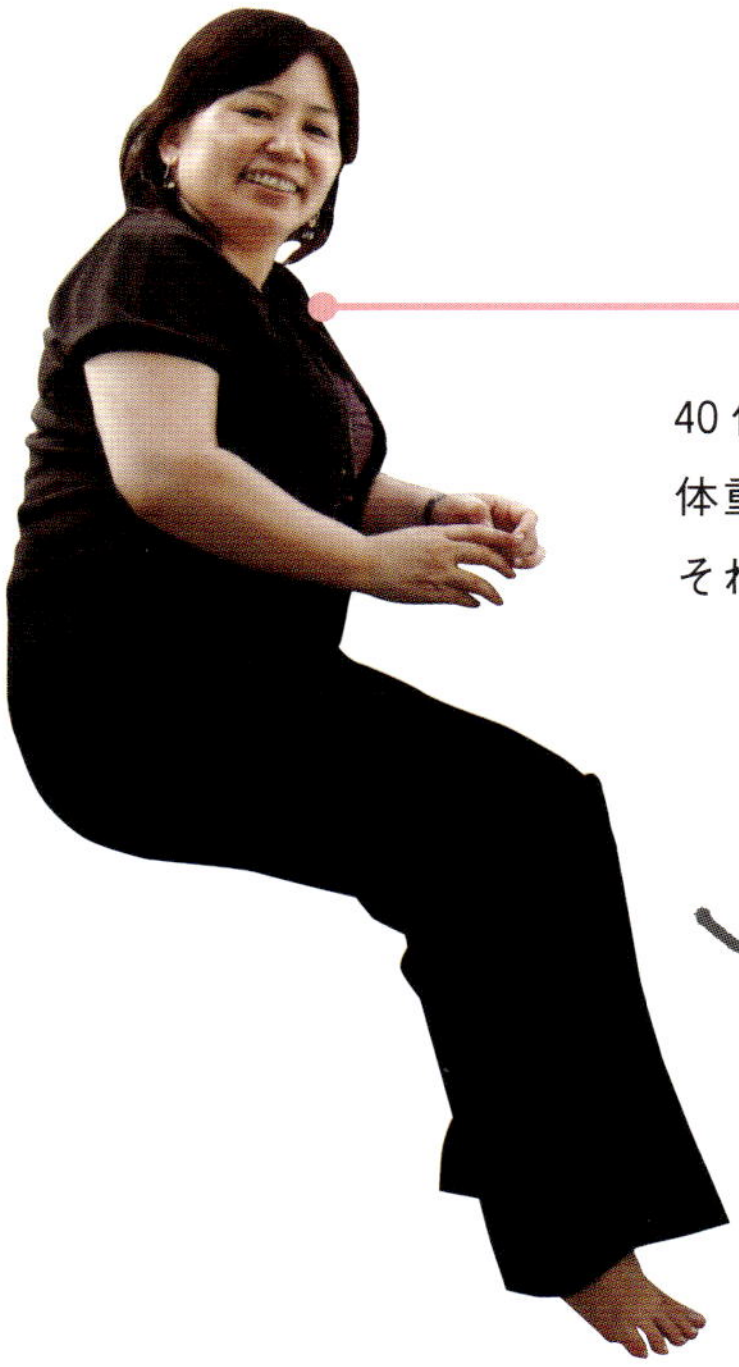

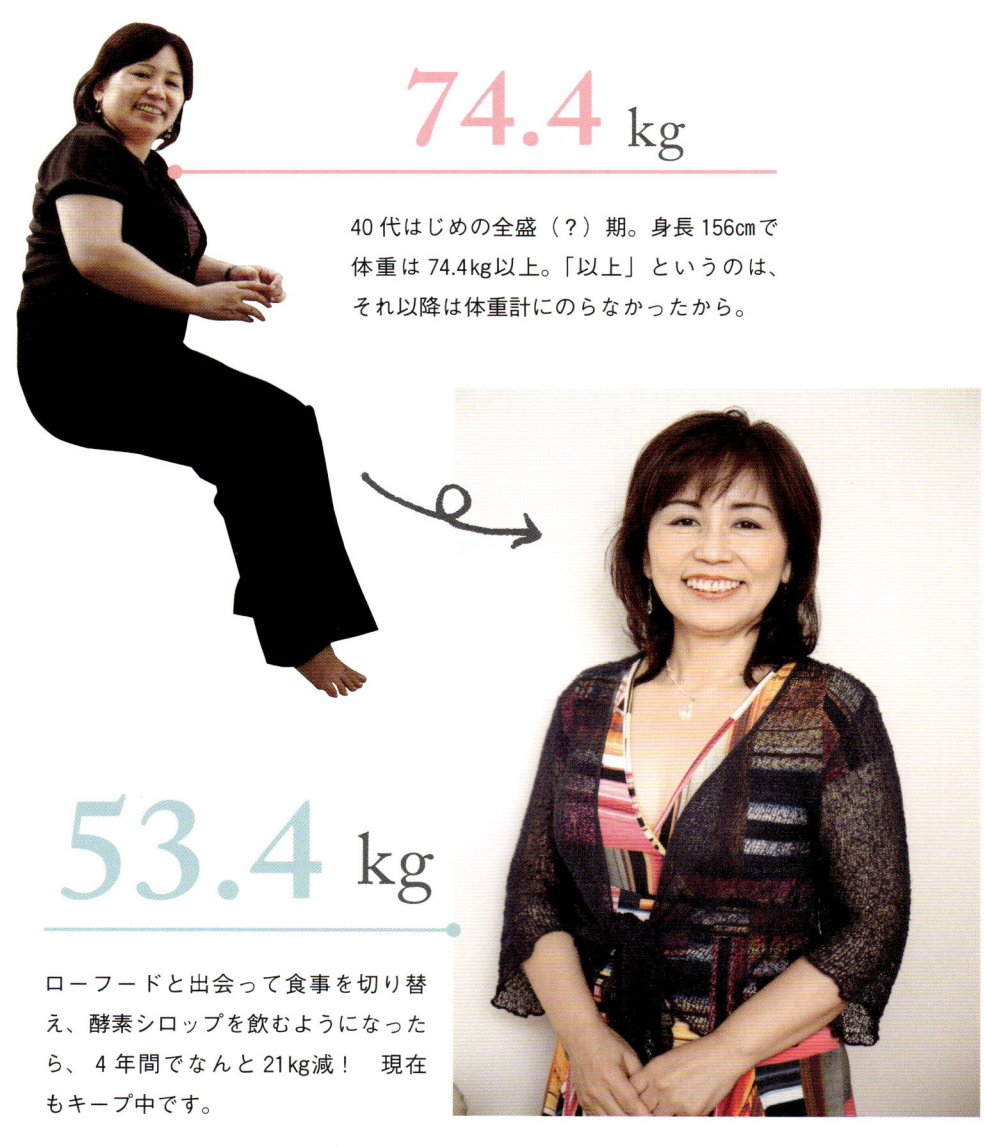

74.4 kg

40代はじめの全盛（？）期。身長156cmで体重は74.4kg以上。「以上」というのは、それ以降は体重計にのらなかったから。

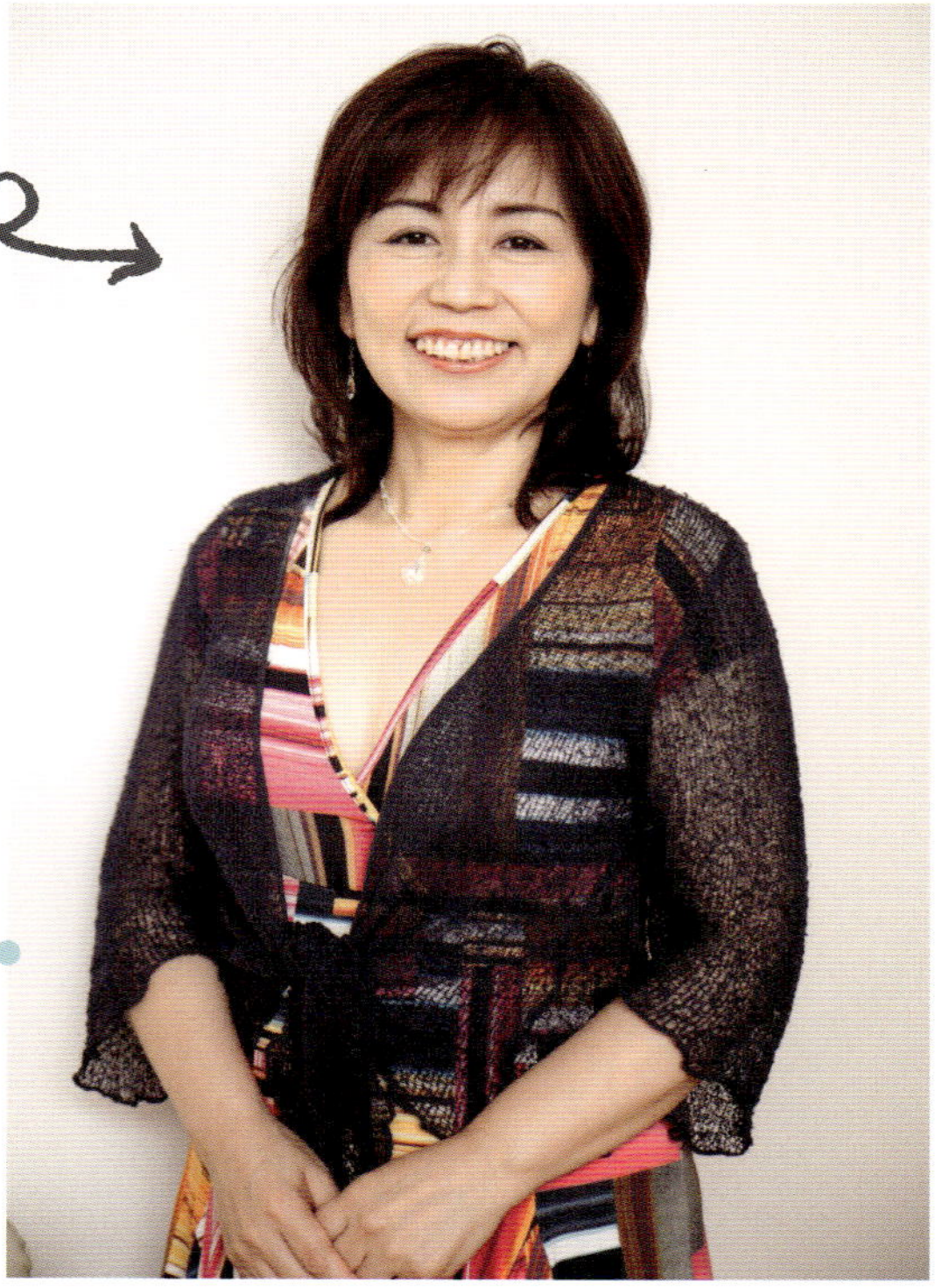

53.4 kg

ローフードと出会って食事を切り替え、酵素シロップを飲むようになったら、4年間でなんと21kg減！　現在もキープ中です。

女性なら誰でも、やせてきれいになりたい、いつまでも若くありたい、そして、心身ともに健康でいたいという願いを持っていますよね。かくいう私もそのひとりです。しかし若い頃の私はずっと体が弱く、不調のかたまりでした。19歳でぜんそくを発症してからはさらにひどくなり、原因不明の発熱や貧血、頭痛、腹痛などの症状に見舞われ、すっきりしない毎日を過ごしていたのです。鍼灸やカイロ、整体など、あらゆることを試しましたが効果はなく、鬱屈としていました。アロマセラピーや栄養療法に出会ったことがきっかけで、「ひょっとしたら私の体を治せるかもしれない」と思ったのが、36歳のときでした。それ以降、様々な自然療法を研究しました。そして出会ったのがローフードです。

　ローフードとは「raw food」＝生の食べもののこと。生の野菜やくだ

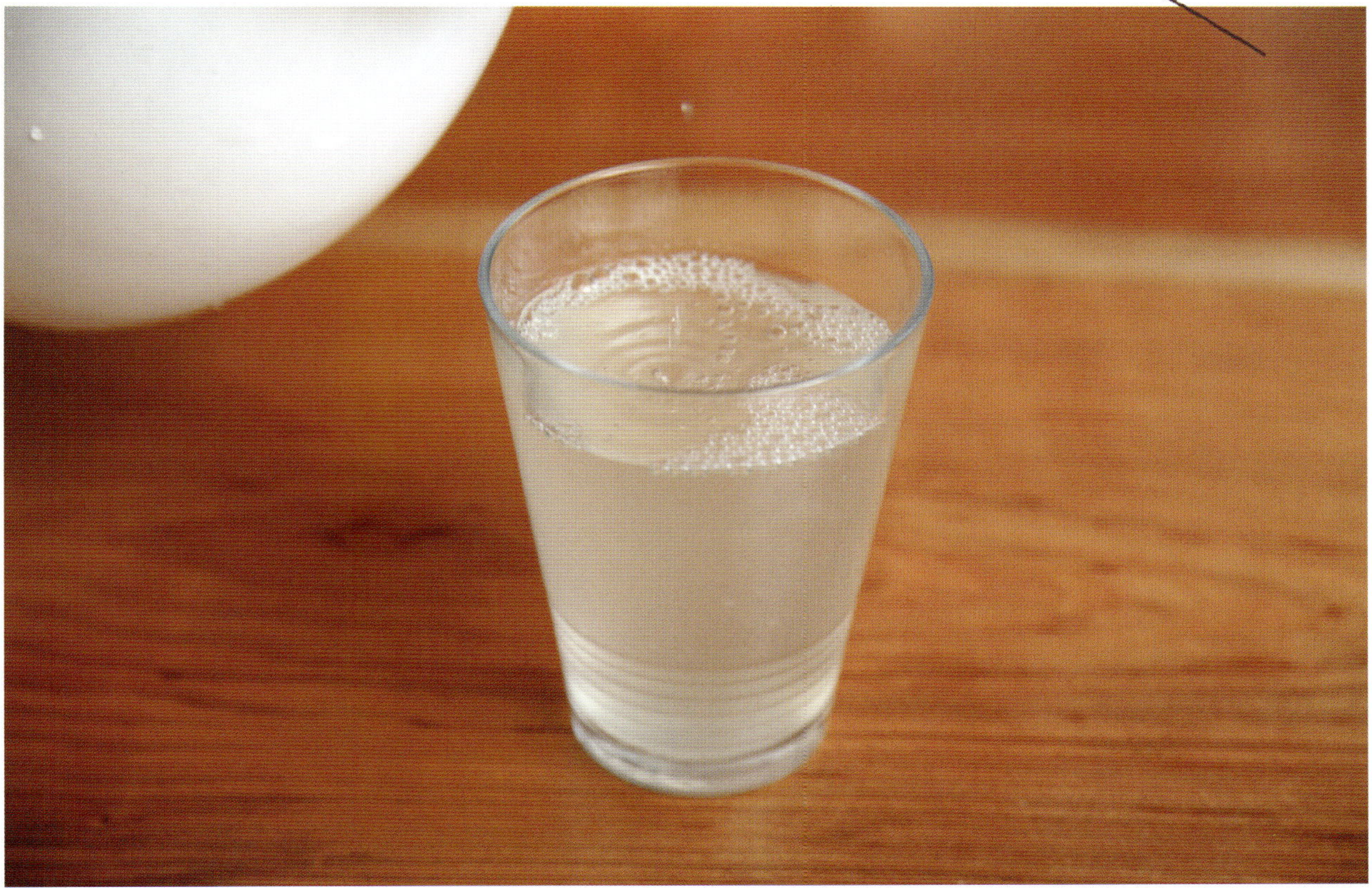

ものを加熱しないで、素材が持つ食物酵素をたっぷり取り入れる食事法です。当時の私は、仕事や私生活のストレスも加わって、おそろしい体重になっていました。それが、ローフードの食生活、そしてこの本のテーマである酵素シロップを取り入れることで、なんと21kgも減量。しかも、それまでのダイエットのように、我慢や、がんばり、つらさは全くありませんでした。以後、リバウンドもせず現在に至ります。考え方も前向きになり、精神的にもこれまでにないくらいに安定しています。

その後も研究を重ね、現在はダイエットコーチとしても、多くの方にやせる喜び、きれいで健康になるすばらしさをお伝えしています。

　ここで私がお伝えしたいのは、やせてきれいになるのに年齢は関係ないということ。私の酵素シロップの教室には10代から上は70代の方が来られ、みなさんが健康的にきれいになられています。

　さあ、あなたも酵素シロップで、元気ではつらつとしたきれいな体を手に入れましょう！

白川太郎先生に聞く

酵素の大切さ

人間には60兆個の細胞があり、日々、その1つ1つの細胞の内で化学反応が行われ、我々の生命活動に必要なエネルギーが生み出されています。その化学反応をコントロールしているのが、酵素です。また細胞の外においても、体液や血液中にも酵素が存在し、様々な反応をコントロールすることで、血液や体液の状態を一定に保つ働きを担っています。こう見てくると、酵素こそが、人間の生存や健康の維持に最も重要な役割を果たしていると考えることができます。

ある酵素が全くないと生命にかかわる病気になります。そこまでひどくなくとも、酵素が不足したり、働きが低下すると、貧血、倦怠感、痛みなどの症状が現れて、日々の健康な活動ができなくなります。したがって健康を維持するには十分量の酵素を保つことが必要です。

人間の体内で働いている酵素は約５０００種類あるといわれており、そのうち１０００種類はまだ働きがよく知られていません。自然界には、２５０００種類以上の酵素があるといわれていますから、人体で働く酵素は、そのごく一部分といえます。これらの酵素の内でかなりの数の酵素は実は人体では作り出すことが困難で、野菜やハーブ、くだもの、肉、魚介類、海藻などの食品を食べる事でそれらに含まれている酵素を体外から取り込んで、使っていることになります。したがって健康の維持には、どのような食品を、どのようにして摂取するかが重要だと言えます。

これまで、栄養と健康については数多くの書物が出版され、その中で医師や栄養士は、健康の維持のために、酵素が必要であることも強調してきました。しかし、酵素は実はたんぱく質であることから、50度以上で加熱すれば、構造が変化して効力を失うことが知られており、加熱した食品を食べることで、必要な酵素の数々が実は役に立たなくなっていることには殆ど考慮がなされていなかったように思われます。勿論、全ての酵素が、胃酸や腸での消化過程を経て構造を維持されて吸収されて

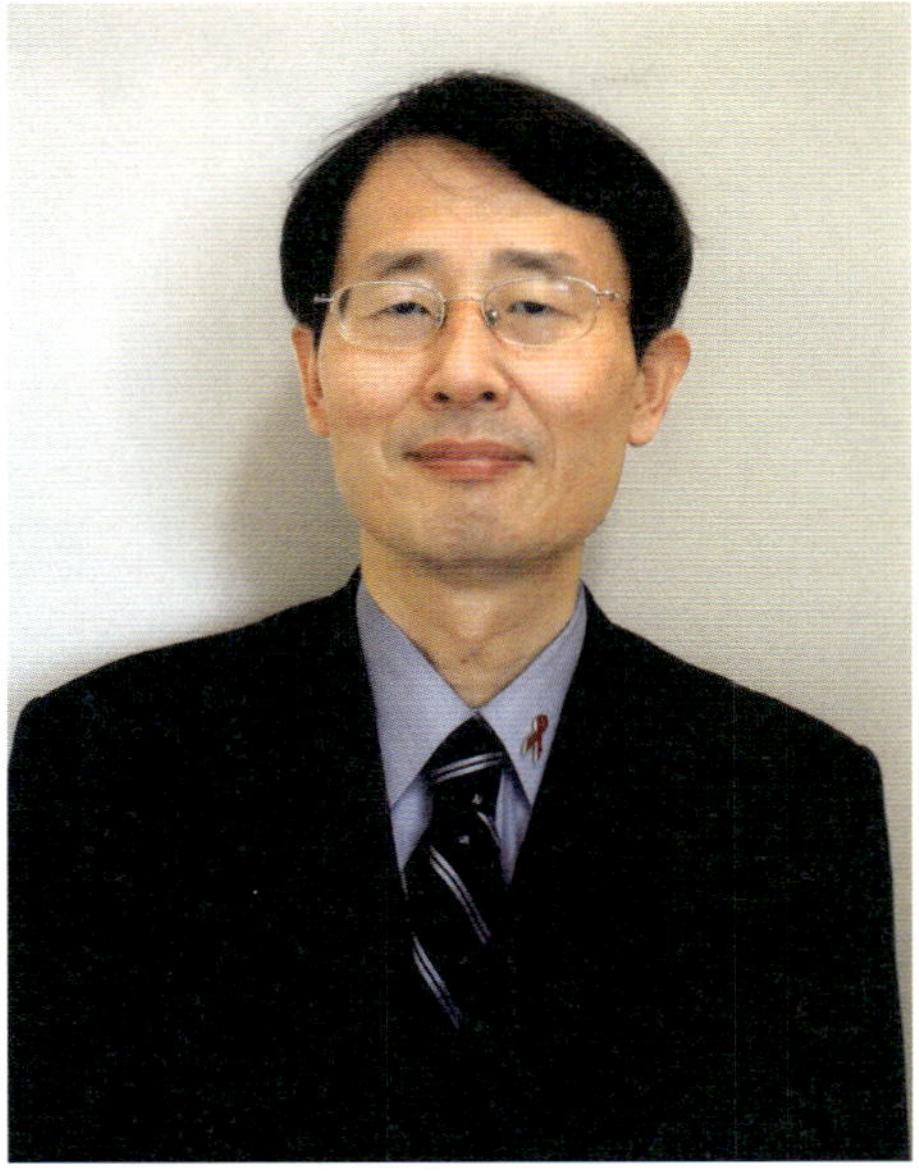

PROFILE

医療法人社団白金会理事長兼総院長（UCG長崎&TCG東京銀座）、中国遼寧医学院教授、元京都大学大学院医学研究科教授、元ウェールズ大学医学部助教授、元オックスフォード大学医学部講師。著書に『末期がん、最後まであきらめないで!』（PHP研究所）がある。

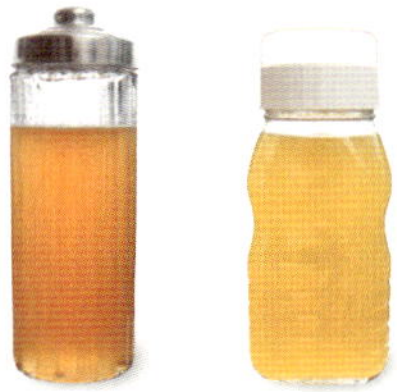

血液や体液の状態を
一定に保ってくれる酵素こそが、
人間の生存や健康の維持に最も重要な
役割を果たしていると言えます

いるかどうかはわかっていませんが、少なくとも人体では作れない酵素は非加熱で摂取しない限り、体内で十分な働きを期待できないことがわかります。

本書の著者である秋葉睦美氏は、人生の前半に、様々な病気と闘い、医師や薬に頼ることなく、自らの努力で、「raw food」（非加熱食品を食べること）に到達し、健康的な体と生活を取り戻すにいたった女性です。その彼女がおすすめする本書の主役が、〝酵素シロップ〟です。ここに登場する酵素こそ、様々な食品に含まれる酵素を、非加熱で処理して得られる酵素です。さらに非加熱で処理することで、エネルギー産生に必要なミトコンドリアさえも体内に取り込むことが可能となります。私も酵素シロップをかけた食事を頂いてみて、何よりも感じたのは、そのおいしさと満腹感でした。生食することで、素材の本当の味が引き出され、思わず何杯もお代わりしてしまいましたが、酵素シロップのおかげで、消化がきちんと行われ、胃に全く負担を感じませんでした。体外から酵素を取ることで、消化、吸収、代謝が促進されて、ダイエットにつながるという著者のお考えを身を持って実感しました。

地球上でおそらく人類のみが、〝火をたいて食事をする〟ことを行った唯一の生命体であり、その他の動物は、自然にあるがままの状態の、植物、動物、魚などを食べて生きてきました。この一見誰もが当たり前のように知っていて、しかし、全く矛盾する加熱した食品を食べてきた我々に、もう一度、非加熱で食べることが、生命の原点であることを教えてくれる本書です。さあ、読者の皆さん、この酵素シロップで友人や、家族と一緒にダイエットしてみましょう。

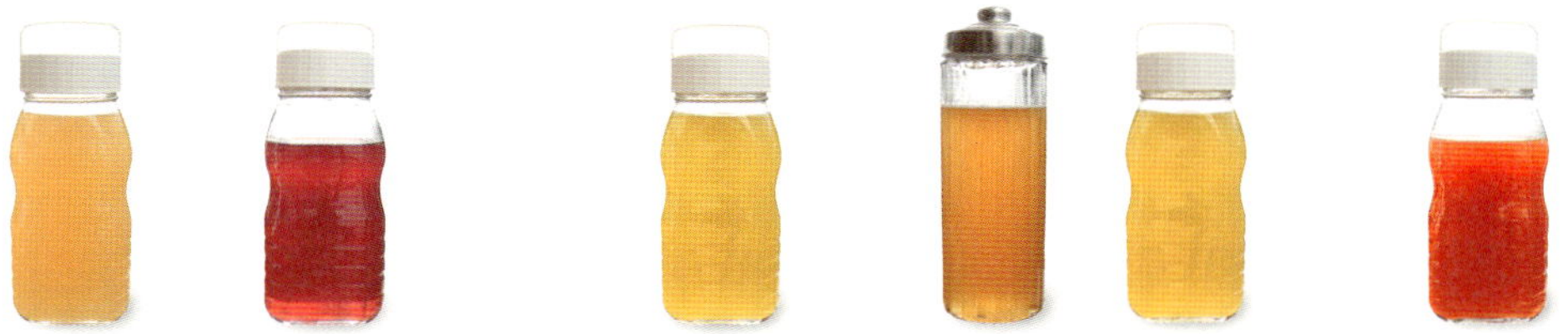

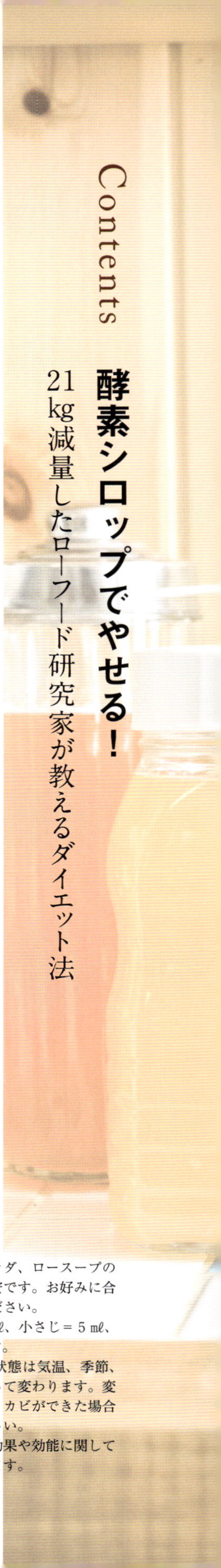

Contents

酵素シロップでやせる！

21kg減量したローフード研究家が教えるダイエット法

02 もうダイエットは無理……とあきらめないで。私は酵素の力で21kg減量しました

04 白川太郎先生に聞く 酵素の大切さ

08 DIET DIARY

Part 1 酵素のすごい力を知ろう

10 酵素シロップなら続けられる4つの理由

12 やせるだけじゃない！酵素シロップのすごい効果

14 なぜ酵素をとることが重要なのか？

16 やせにくくなったのは酵素が不足しているから！

18 酵素シロップはこう効く！

20 ダイエット成功の秘訣は、「なりたい自分」をくっきりイメージすること

Part 2 酵素シロップを作ろう

22 酵素シロップの3つの魅力

24 酵素シロップを作ろう

25 用意する道具

26 仕込みをしよう

27 5～10日間混ぜよう

28 シロップを濾そう

29 シロップを保存しよう

30 レモンとしょうがの酵素シロップ

31 トマトの酵素シロップ

32 キウイの酵素シロップ

33 ぶどうの酵素シロップ

34 黄熟梅の酵素シロップ

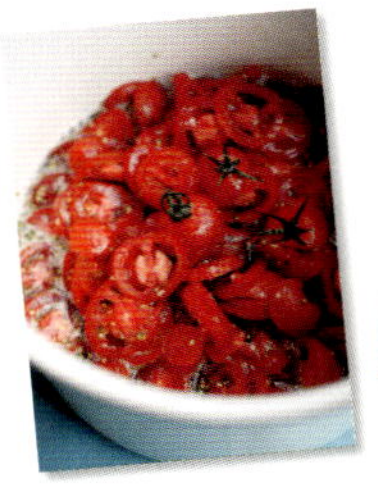

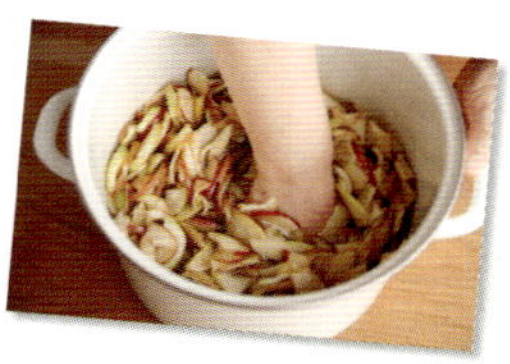

＊スムージー、サラダ、ロースープのレシピの分量は目安です。お好みに合わせて調整してください。
＊1カップ＝200㎖、小さじ＝5㎖、大さじ＝15㎖です。
＊酵素シロップの状態は気温、季節、置き場所などによって変わります。変なにおいがしたり、カビができた場合は処分をしてください。
＊酵素シロップの効果や効能に関しては、個人差があります。

Part 3 ダイエットを始めよう

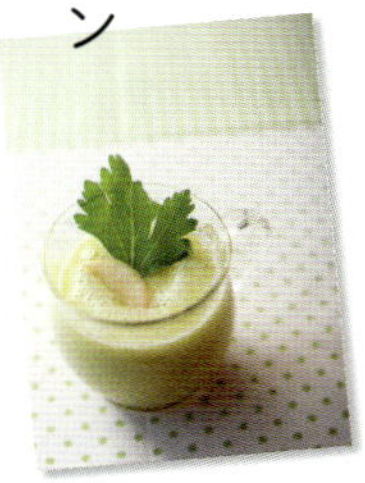

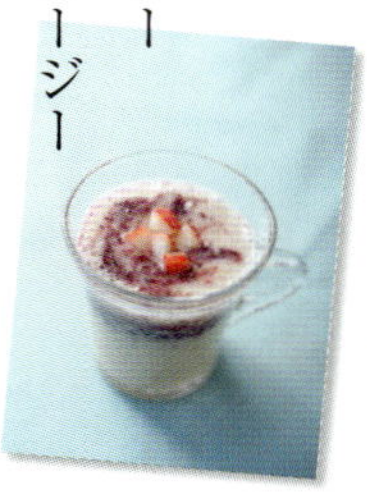

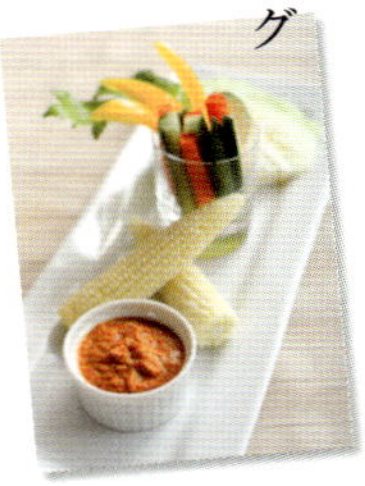

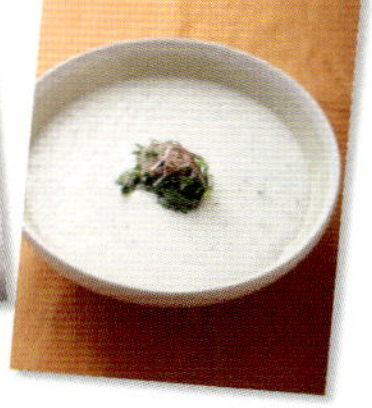

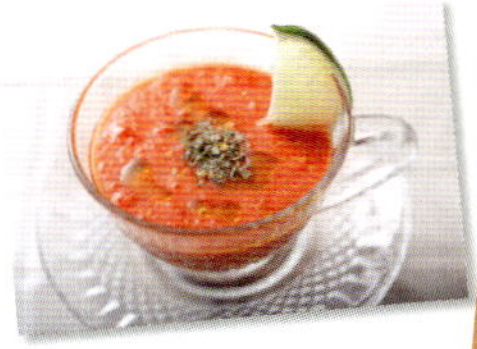

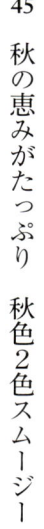

DIET DIARY

毎日の計量や記録はダイエット成功の小さなコツ。
食事内容や体重、体脂肪分を記録しておくと
あとで見返したときに参考になります。

／	朝	ひとことメモ	酵素水	体　重	kg
	昼			ウエスト	cm
（　　）	晩		mℓ	体脂肪	%
／	朝	ひとことメモ	酵素水	体　重	kg
	昼			ウエスト	cm
（　　）	晩		mℓ	体脂肪	%
／	朝	ひとことメモ	酵素水	体　重	kg
	昼			ウエスト	cm
（　　）	晩		mℓ	体脂肪	%
／	朝	ひとことメモ	酵素水	体　重	kg
	昼			ウエスト	cm
（　　）	晩		mℓ	体脂肪	%
／	朝	ひとことメモ	酵素水	体　重	kg
	昼			ウエスト	cm
（　　）	晩		mℓ	体脂肪	%
／	朝	ひとことメモ	酵素水	体　重	kg
	昼			ウエスト	cm
（　　）	晩		mℓ	体脂肪	%
／	朝	ひとことメモ	酵素水	体　重	kg
	昼			ウエスト	cm
（　　）	晩		mℓ	体脂肪	%
／	朝	ひとことメモ	酵素水	体　重	kg
	昼			ウエスト	cm
（　　）	晩		mℓ	体脂肪	%

Part 1

酵素のすごい力を知ろう

Part 1

酵素シロップなら続けられる４つの理由

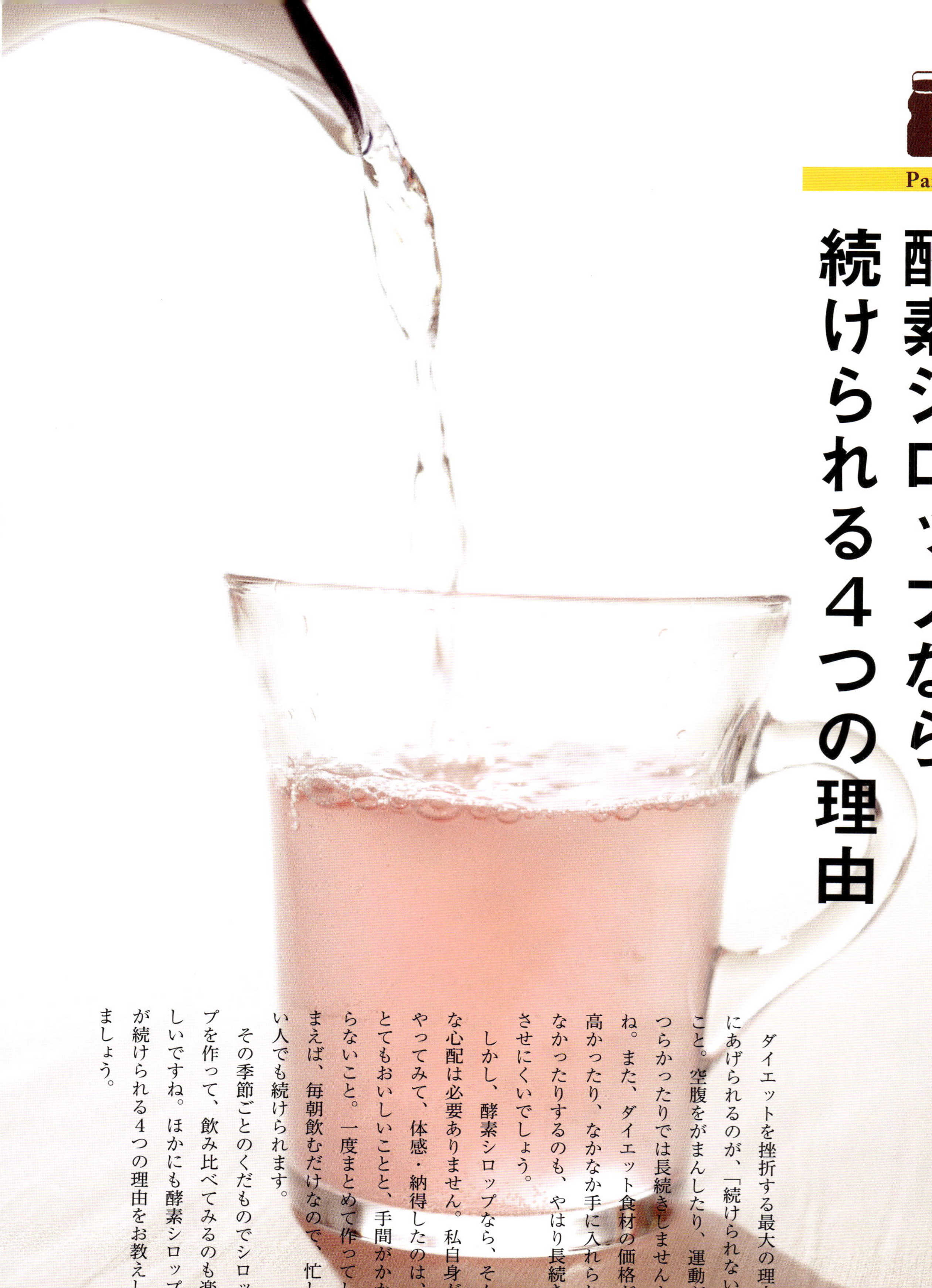

ダイエットを挫折する最大の理由にあげられるのが、「続けられない」こと。空腹をがまんしたり、運動がつらかったりでは長続きしませんよね。また、ダイエット食材の価格が高かったり、なかなか手に入れられなかったりするのも、やはり長続きさせにくいでしょう。

しかし、酵素シロップなら、そんな心配は必要ありません。私自身がやってみて、体感・納得したのは、とてもおいしいことと、手間がかからないこと。一度まとめて作ってしまえば、毎朝飲むだけなので、忙しい人でも続けられます。

その季節ごとのくだものでシロップを作って、飲み比べてみるのも楽しいですね。ほかにも酵素シロップが続けられる４つの理由をお教えしましょう。

1

おいしいから無理なく続けられる！

ダイエットのときは、なるべくおいしいものを食べたいですよね。酵素シロップは、くだものの自然な甘さが特徴です。かき混ぜるときに、自分の手の常在菌が混ざるからでしょうか、好みの味に仕上がるのもうれしいですね。

2

材料費が高くないから続けられる！

酵素シロップに使う材料は、旬のくだものと白砂糖だけ。季節ごとの旬の素材は、おいしさも栄養素も充実していますし、一番の利点は安く手に入れられること。手軽に安くできるのも、継続の秘訣です。

3

カロリー重視じゃないから続けられる！

ダイエットで重視されがちなカロリー。しかし、食品成分表の数値がそのまま吸収されるわけではありません。季節や体調、食べる順番などによっても変わります。酵素シロップダイエットは、カロリー重視でないのでストレスがありません。

4

シロップが長期保存できるから続けられる！

酵素シロップは、作り置きできるのがうれしいところ。直射日光の当たらない19度くらいの涼しい場所で保管すれば長期保存も可能です。作ったシーズンのうちに飲みきるのが理想的ですが、余ったら翌年のその旬の季節に飲みましょう。

すごい効果

甘くておいしい酵素シロップ。
ダイエットのほかにこんなうれしい変化があります。

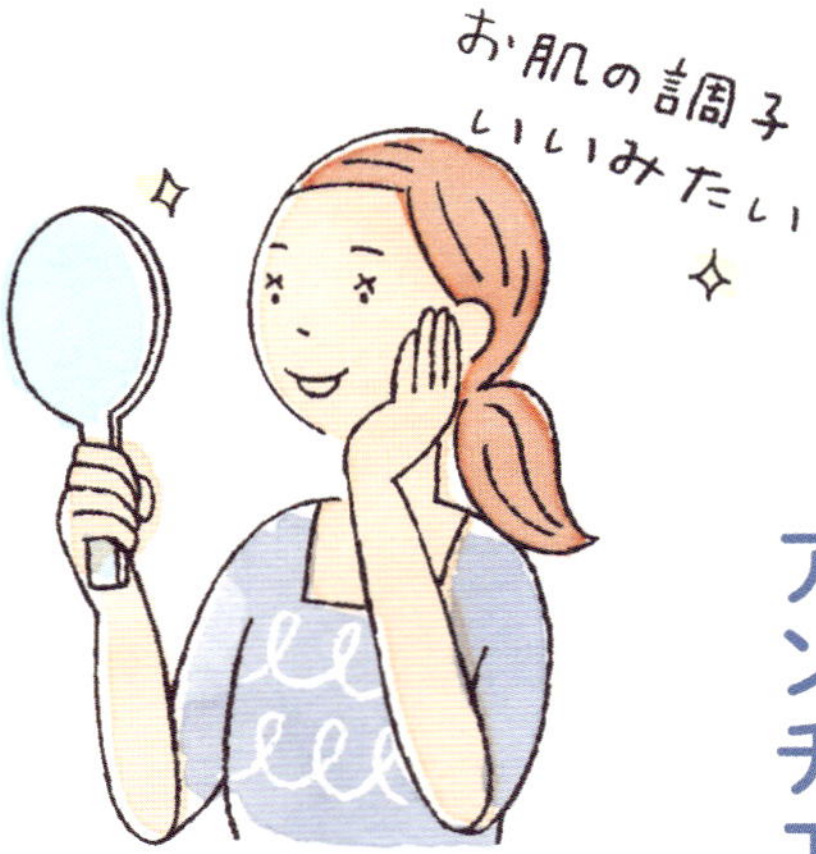
お肌の調子
いいみたい

アンチエイジングに効く!!

酵素シロップは、新陳代謝機能も活発化させます。お肌のターンオーバーを整え、肌のくすみやシミが解消されるほか、体内の老廃物が排出されやすくなることで、吹き出物や肌のたるみがなくなったという声もあります。

自然な味覚が戻ってくる!

酵素シロップを飲み続けていると、体が本来の機能を取り戻し、感覚が冴えてくるのがわかるはず。体が本来求めているものをおいしいと感じるようになります。味覚の変化には個人差がありますが、3週間が目安となります。

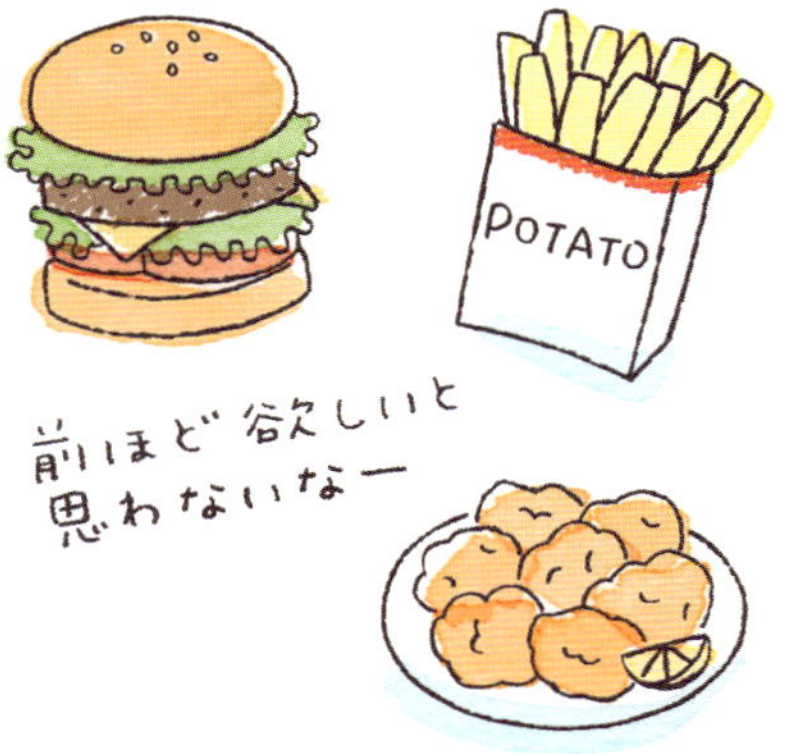
POTATO
前ほど欲しいと
思わないなー

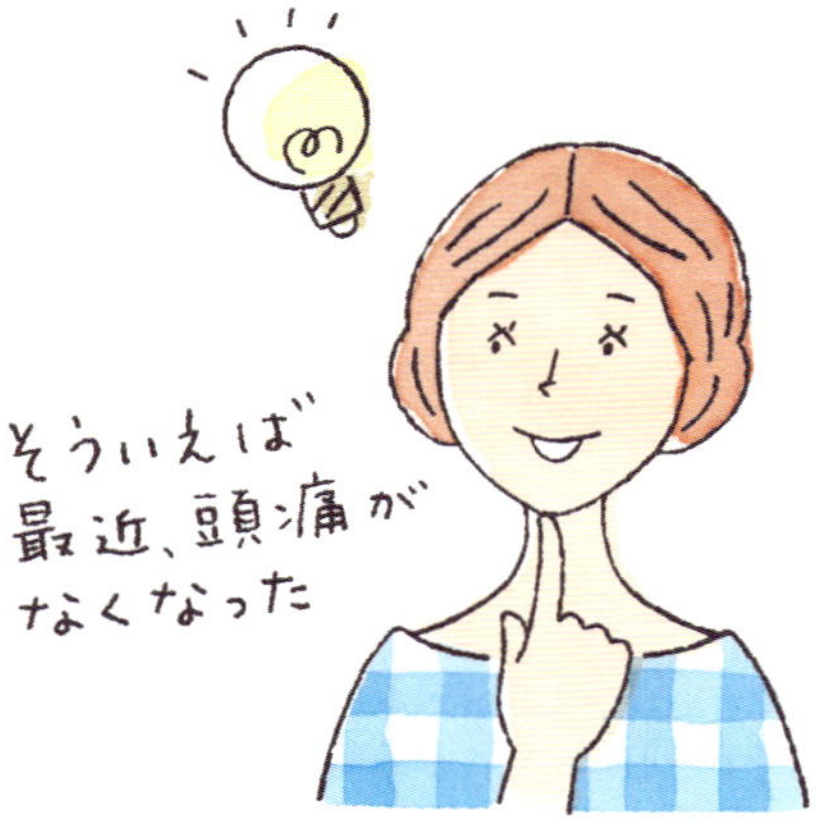
そういえば
最近、頭痛が
なくなった

不調が消えていく

酵素の力は、免疫力もアップさせます。それまで、栄養不足で正常に働けなかった約60兆個の細胞のすみずみに栄養素が行き渡るようになるからです。その結果、細胞が正しく働くようになり、不調が改善されます。

やせるだけじゃない!

酵素シロップの

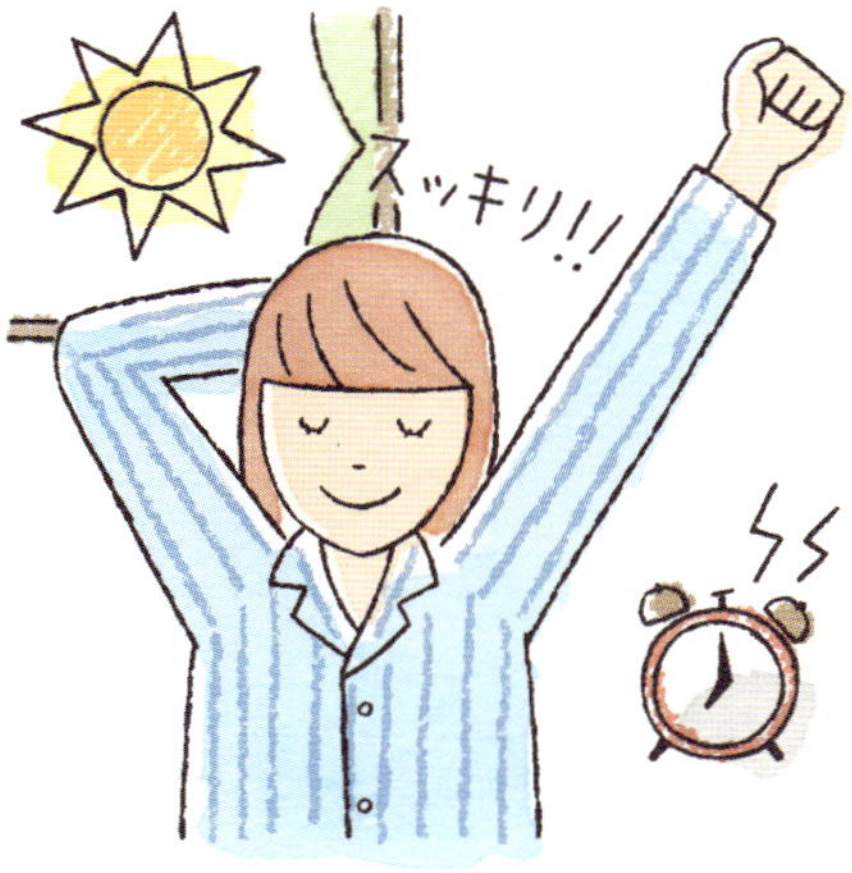

リバウンドしにくい!

酵素シロップで消化・吸収がスムーズになると、栄養がきちんと行き渡り、脳が満足します。すると「もっと食べたい!」という渇望感がなくなります。適切な食べものと食べるべき適量がわかるので、リバウンドしにくいのです。

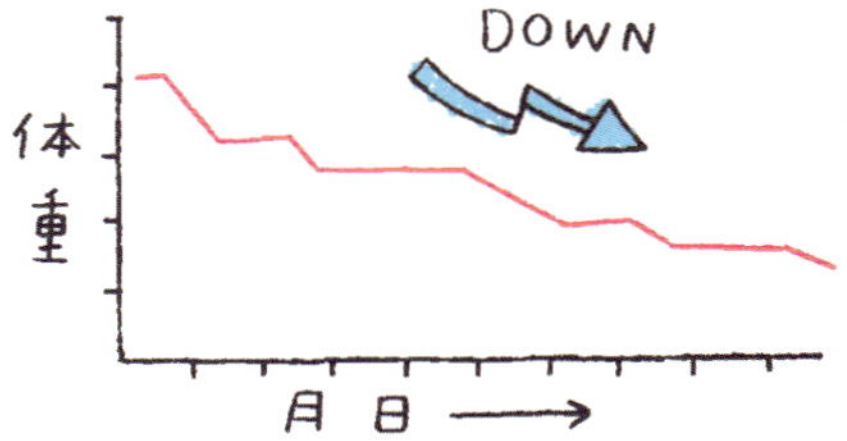

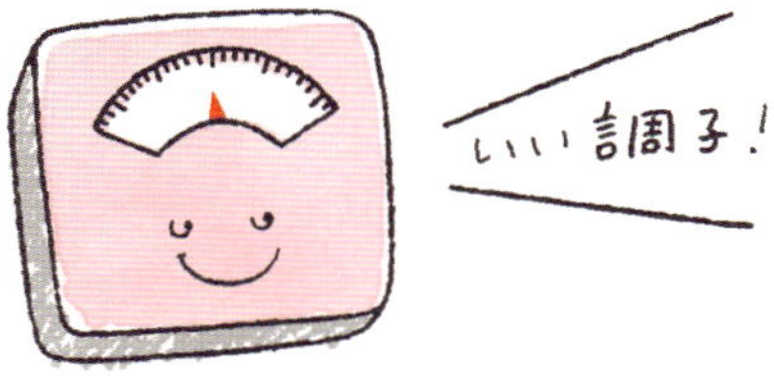

元気になる!

酵素シロップは、免疫力を上げるとともに、エネルギーの代謝もアップさせます。これによって、疲れやすさ、太りやすい体質、冷え性などといった体質の改善につながります。そうなれば、体の芯から元気になりますよね。

生き方が変わる!

心と体はつながっています。体調が悪ければ、心だけ絶好調とはいきませんし、体の調子がよくなれば、気持ちも前向きに。明るく積極的に行動するようになり、不思議なことに、出会いやチャンスに恵まれ出したという声も。

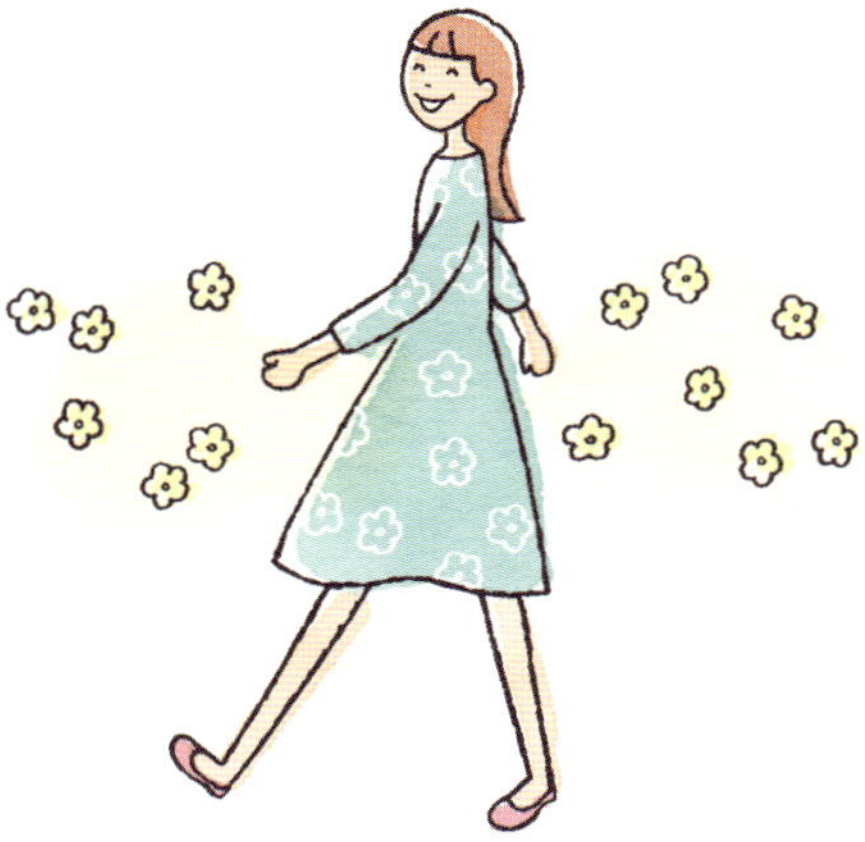

Part 1

なぜ酵素をとることが重要なのか？

「酵素が大切」と聞いたことがあっても、どう大切なのかいまいちピンと来ないという方も多いかもしれません。酵素とは、たんぱく質の一種で、人間の生命活動に欠かせないものです。酵素はその働きによって、食べたものを栄養素として吸収しやすい大きさに分解する消化酵素と、栄養素を吸収してエネルギーに変えたり、そのエネルギーを使って臓器を動かしたり、呼吸したり、排泄するなど、生命を維持する働きをする代謝酵素の２つに分けられます。もし酵素がなければ、食べたものをエネルギーに変えることはできませんし、そのエネルギーを使って体を動かすことも、息をすることさえもできません。酵素は熱に弱く、48～60度で働きが失活してしまうため、「生食」がとても大切なのです。

理由1

酵素がないと、生命活動ができないから

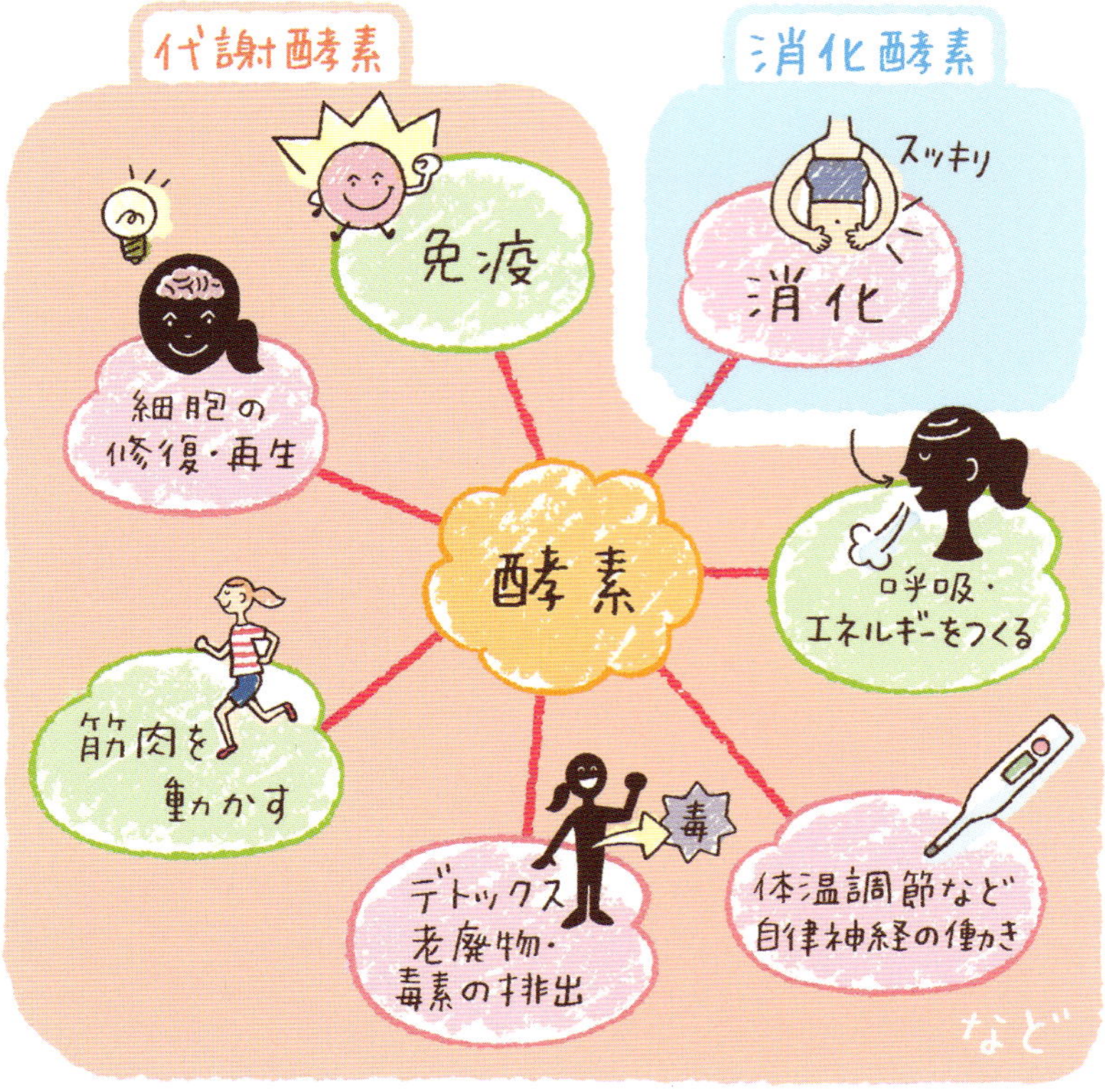

酵素は縁の下の力持ち！

酵素は、消化活動のほかに、新陳代謝や細胞の再生、自然治癒力、記憶などもつかさどる、なくてはならない働き者です。

理由2 「生食」不足が続くとさらに酵素不足になるから

自分自身の体で酵素を生み出すのにも酵素が必要。睡眠不足や生食不足など不摂生な生活を続けていると、酵素を生み出す力が減少していきます。そして、さらなる酵素不足に陥ります。消化が大変な脂っこい食事や加工食品、加熱された料理ばかりを食べるのは避け、サラダなどの生の食品を食べて、意識して酵素を取り入れることが欠かせません。

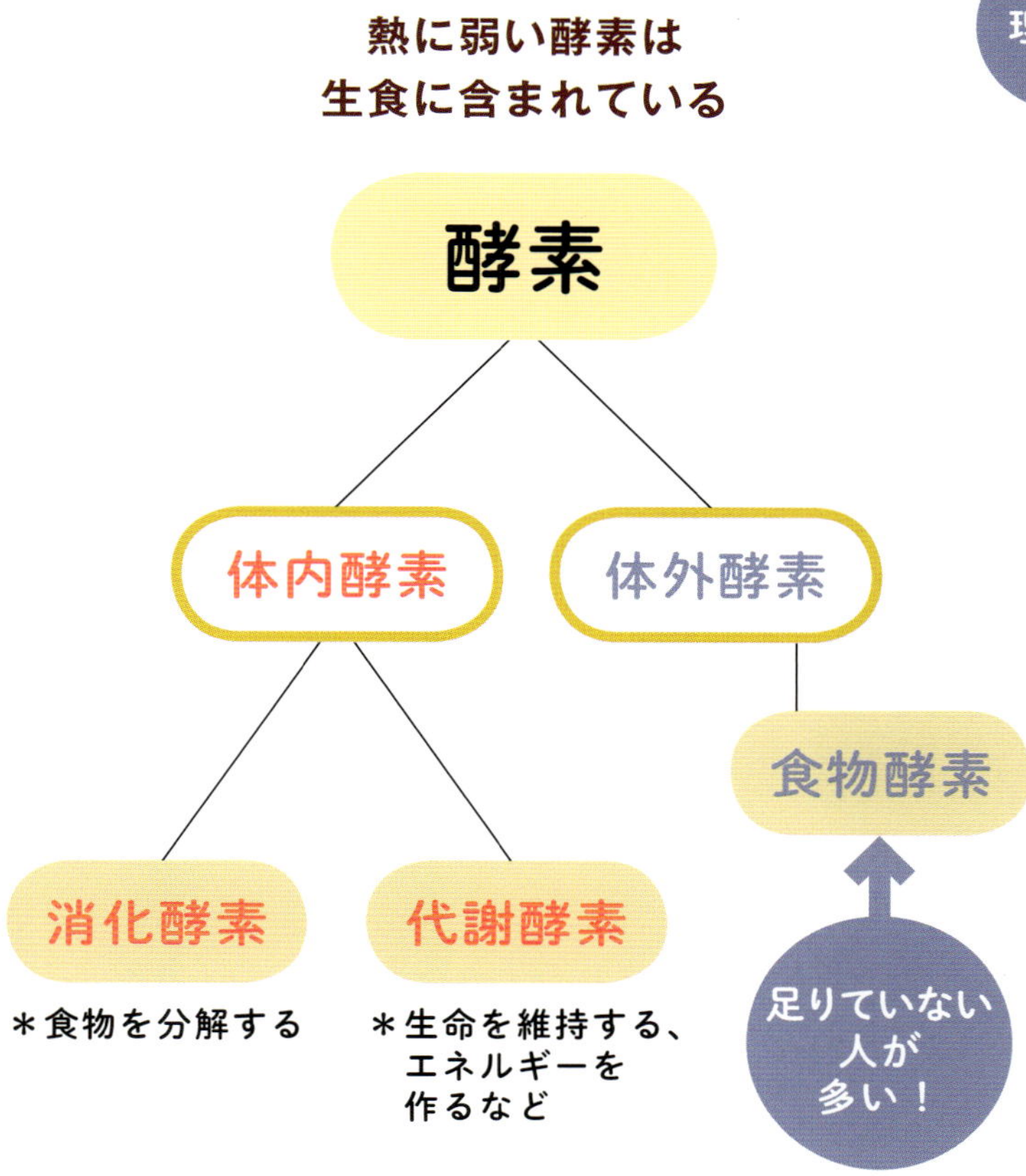

理由3 やせにくい人は消化酵素を浪費していることが多いから

酵素は、消化・代謝活動を行いますが、消化活動のほうが優先されるため、消化の悪いものを食べたり、ストレスフルな生活習慣を続けたりして消化のほうに酵素をたくさん使ってしまうと、代謝に使える酵素の量が不足してしまいます。

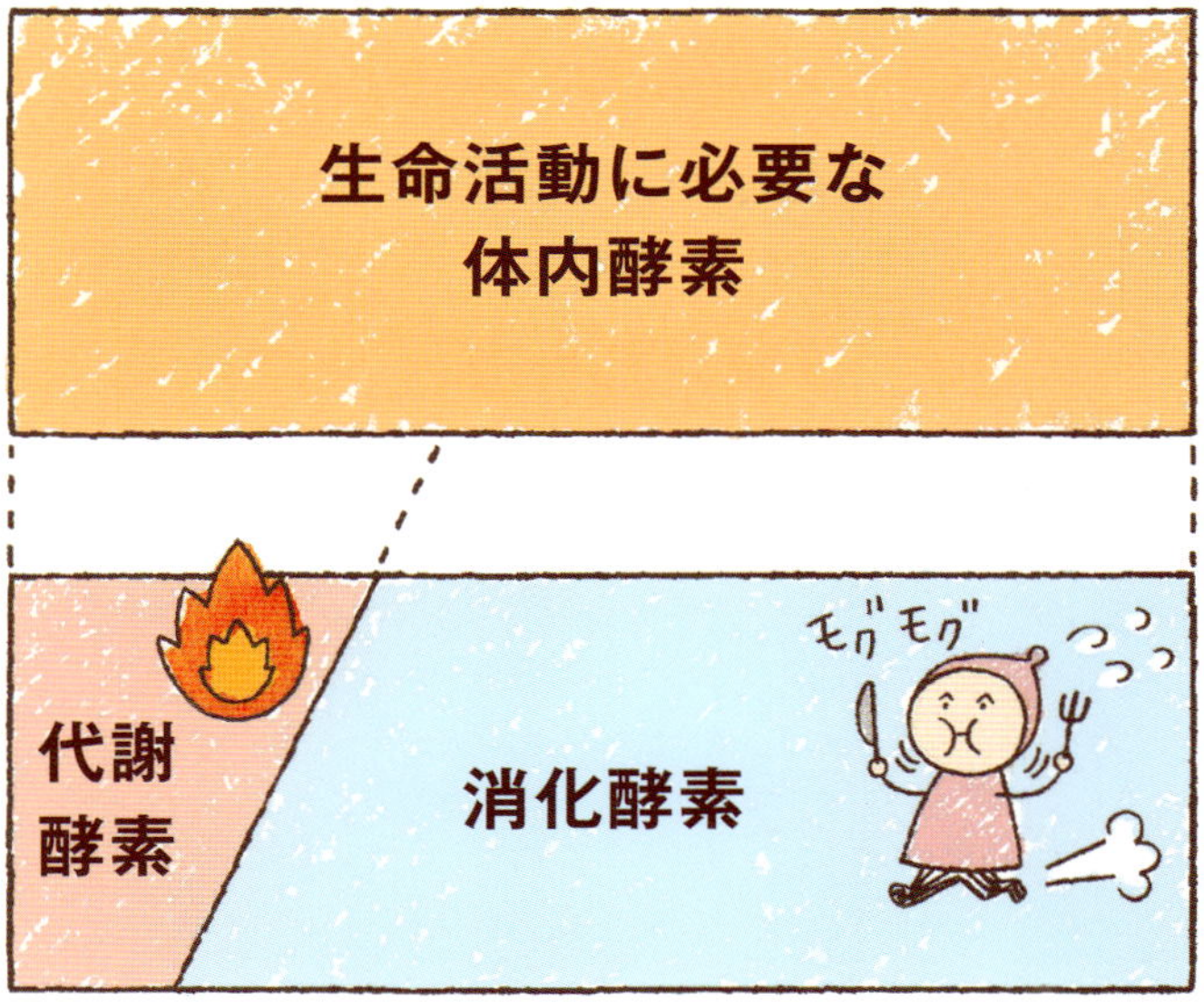

Part 1

やせにくくなったのは酵素が不足しているから！

私たちの生命活動、そして健康や美容にも欠かせない酵素。「やせにくくなった」「代謝が落ちた」と感じている人は、単に「そういう年齢だから」と思う前に「酵素不足な食生活」をしてないか、振り返ってみる必要があります。現代の日本人は、食生活の変化にともない、酵素を豊富に含む発酵食品や生野菜などを食べる機会が減り、消化にエネルギーを使う脂っこい料理や加熱・加工食品を食べることが多くなってきました。また、生活習慣にも、酵素を無駄遣いする傾向が見られます。日頃、意識して酵素が含まれる生の野菜などをとっていますか？　自分の状態や生活習慣を確認し、酵素をとれば消化がどう変わるのかというところに注目してみましょう。

CHECK 1

酵素不足な人の症状は!?

- □疲れやすい・だるい
- □体調を崩しやすい
- □風邪を引きやすい
- □覇気がない
- □不眠
- □手足が冷える
- □腰痛・肩こり・首こり
- □食後に眠くなる

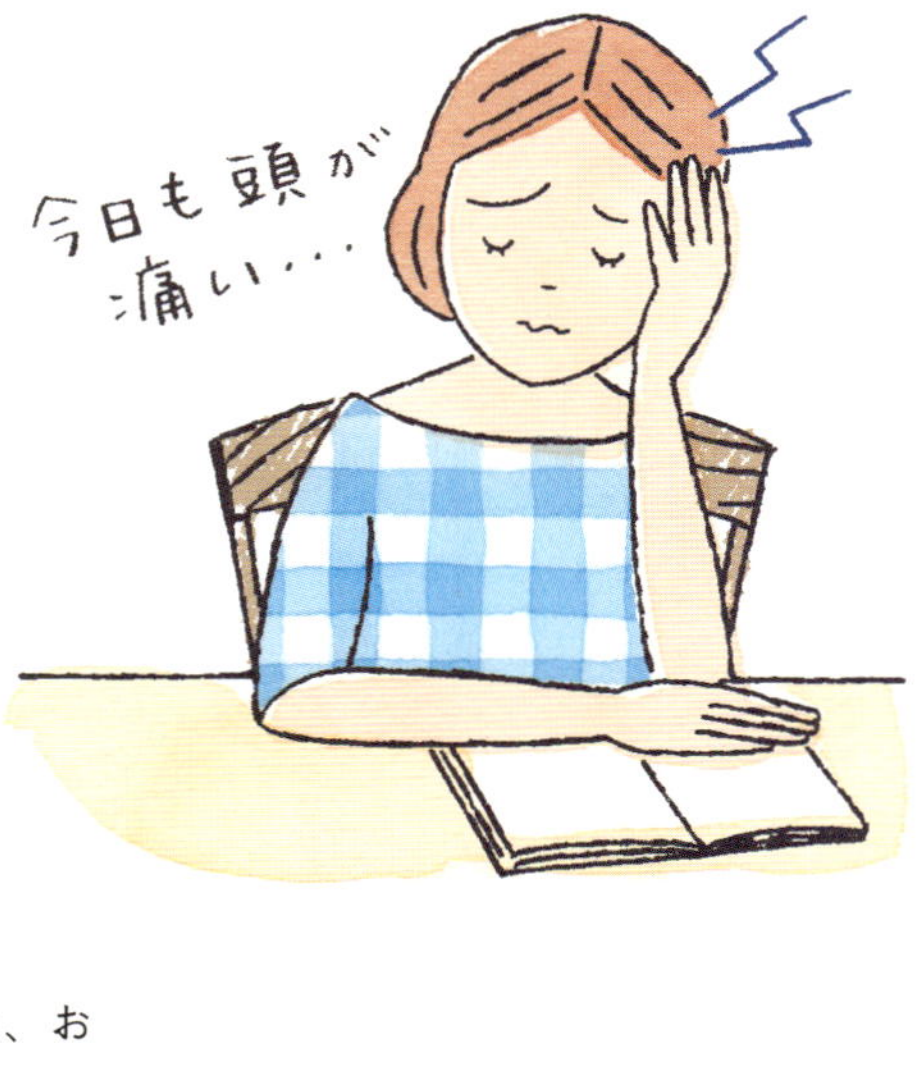

いくつ心当たりがありますか？　ほかにも、お腹が張る、ゲップが出る、下痢・便秘、朝起きられない、頭痛、めまい、口臭など、酵素不足による不調は全身に及びます。食事だけでなく生活全般の見直しが必要です。

CHECK 2

酵素不足な人の生活習慣は？

加熱された野菜ばかりで生野菜を食べない人、脂っこいものが好きな人の多くが酵素不足です。生野菜に豊富な酵素は、熱に弱いため本来の形で吸収されませんし、脂っこい料理や加熱・加工食品は消化に時間がかかり、酵素を余分に使ってしまいます。

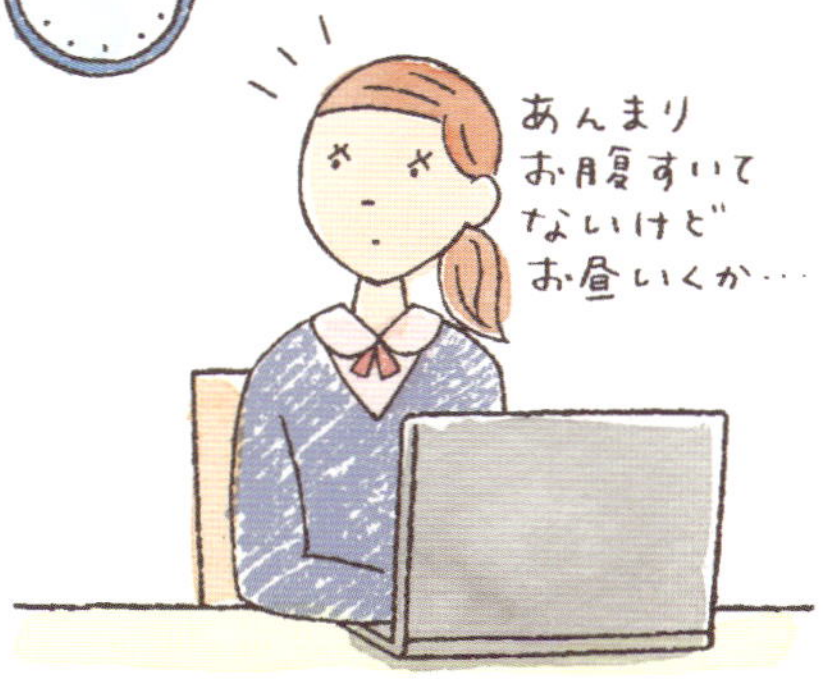

- □生野菜やくだものはあまり食べない
- □食事は、加熱した食べものが中心
- □脂っこいものや肉料理が好き
- □加工食品をよく食べる
- □夜食や間食がやめられない
- □時間になれば、空腹でなくても食事をする

酵素をとればこう変わる！

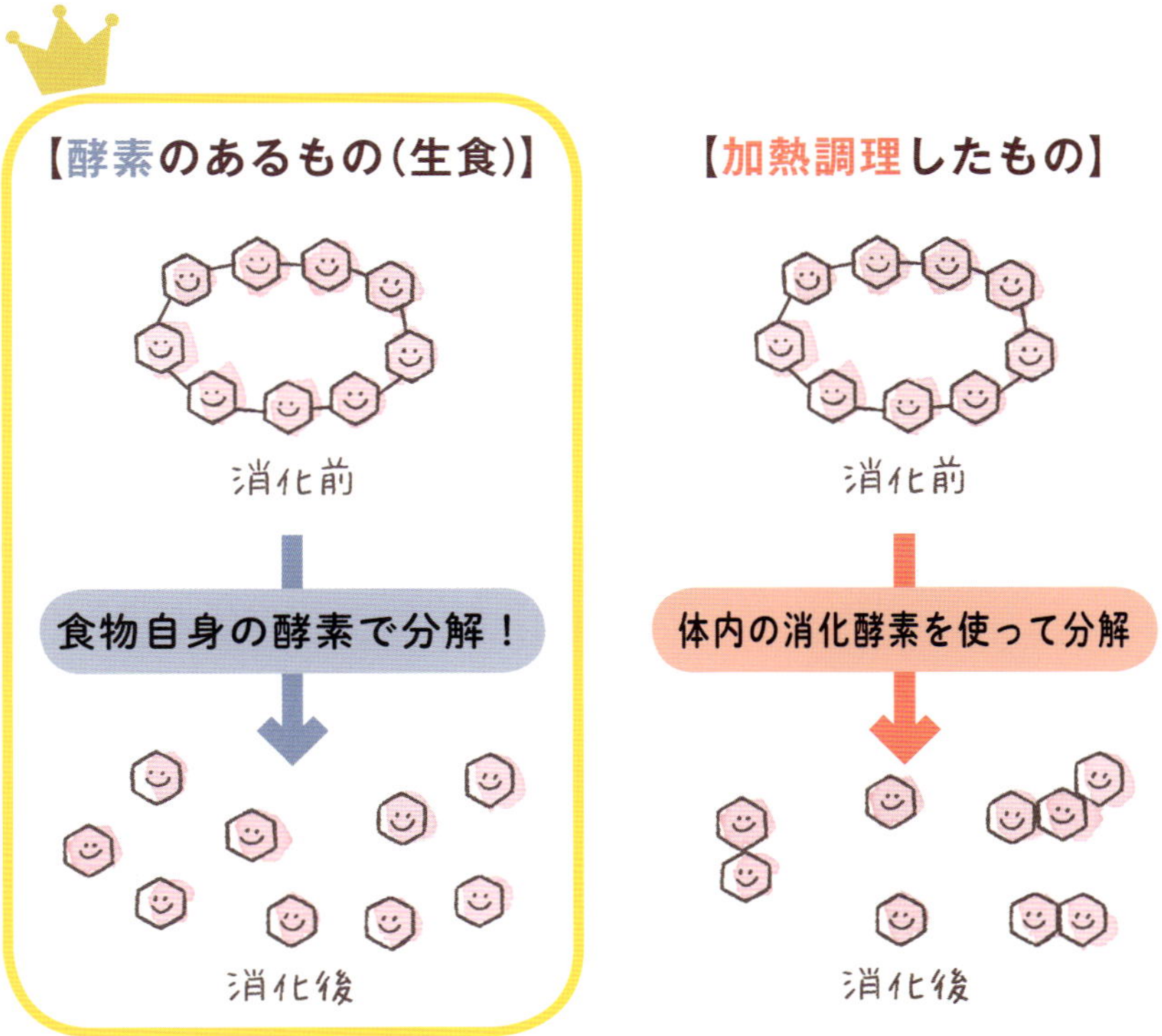

消化酵素を浪費しないので代謝酵素が活発化！

消化酵素を浪費し、代謝にまわせず、やせにくい体に

図のように、加熱調理したものを食べると消化酵素がたくさん必要になり、代謝の働きが低下します。食物がきちんと分解されないと、腸で吸収されずに細胞は栄養不足になります。そして未消化物は腸内で発酵・腐敗し毒素になると、細胞の機能が低下、いずれ体調不良や肥満の原因になってしまいます。一方、酵素のあるものを食べて、体内酵素を無駄遣いしない習慣が身につくと、代謝に回せる酵素が増え、体調が整い、やせやすい体になっていきます。

Part 1

酵素シロップはこう効く！

酵素が人の体にとても重要な役割を果たすことはわかっていただけたと思います。では、酵素シロップを飲むと、どのような変化があらわれるのでしょうか？

まず、酵素シロップを飲んで酵素を補うと、消化酵素を浪費せず、代謝に回せる量が増えるため、代謝がスムーズに行えるようになります。新陳代謝や排泄が代謝作用であることは前にも書きましたが、これがうまく機能するようになると、余分な栄養分や脂肪を老廃物として体内に溜めておかずに、すばやく排出しようとします。こういった流れの中で、少しの栄養分でも効率よく吸収され、無駄なく使われるようになるのです。

代謝が上がれば いいことずくめ！

- きちんと満腹感を感じ、食べ過ぎることがなくなる
- 代謝作用がきちんと働き、体がデトックスされる
- 肌のターンオーバーがうまくいき、美肌になる
- 全身の感覚が研ぎ澄まされて、味覚が正常になる
- お酒やタバコがあまり欲しくなくなる

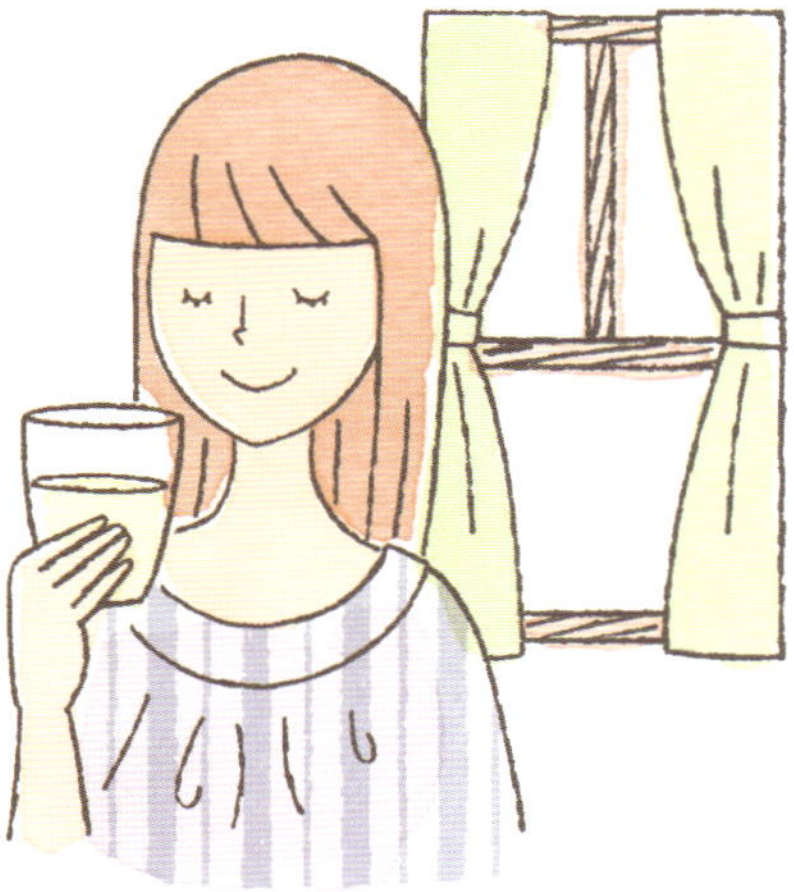

ミトコンドリアが
エネルギー代謝に役立つ

ミトコンドリアとは生物の細胞にある小器官で、一細胞に数十～数万あります。その大きな役割はエネルギー代謝ですが、加齢や熱で失われてしまうので、ミトコンドリアを多く含む酵素シロップで補うと効果的です。

エネルギー代謝に欠かせないミトコンドリア → **でも加熱によって死んでしまう** → **酵素シロップには生きたミトコンドリアがたっぷり!!**

体内サイクルに
合わせるからスムーズ

私たちの体は、1日を3つに分け、4時から12時までは排泄、12時から20時までは栄養摂取と消化、残りの時間は同化といって栄養の吸収と利用を行う時間です。体内の老廃物や毒素を排出する午前中に飲む酵素シロップは、スムーズな排泄を促します。

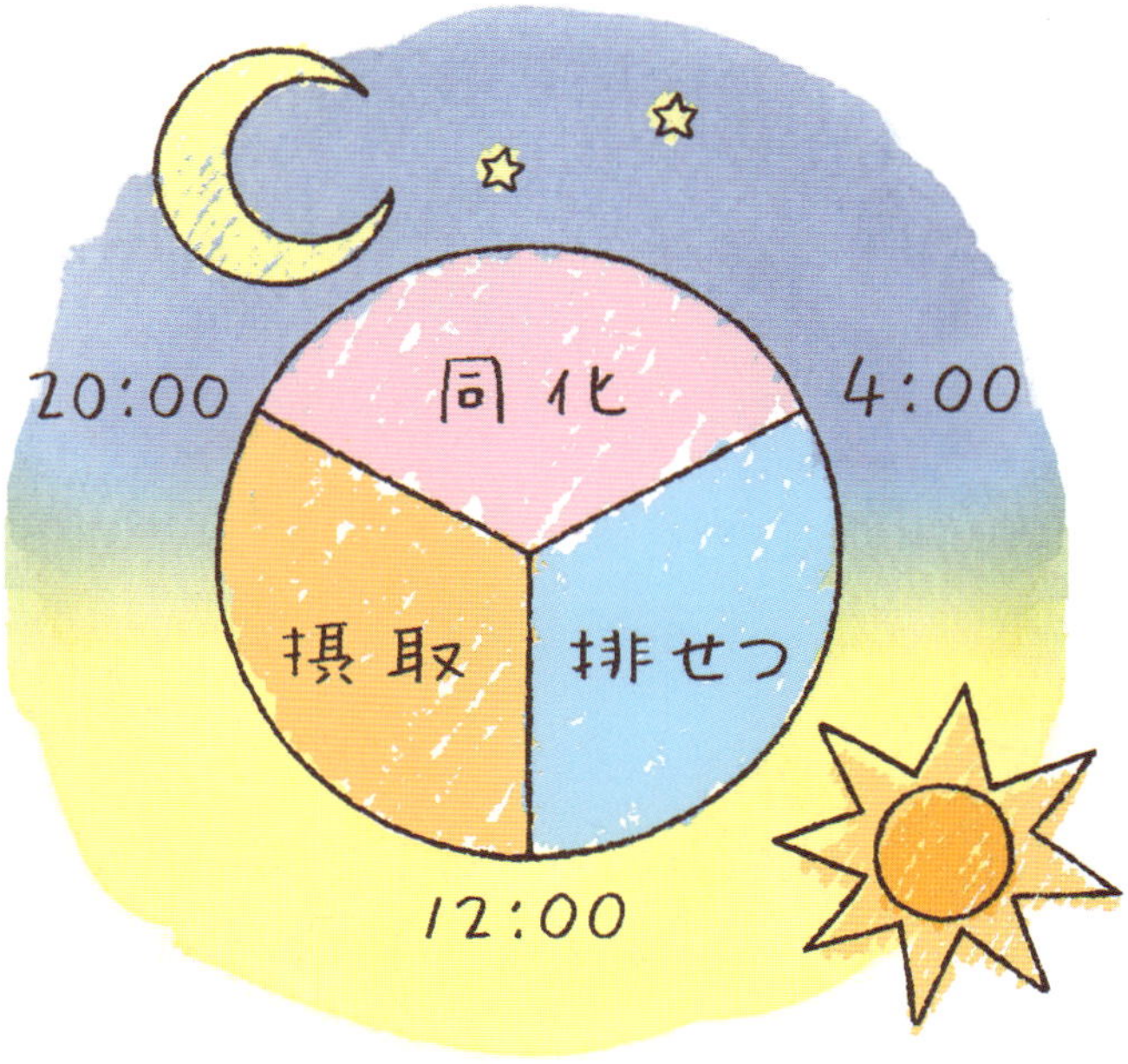

常在菌による
効果がたっぷり！

常在菌とは、私たち人間の体と共生している菌のこと。体の中や外、いろいろなところにいて、それぞれの働きがあり、私たちを守ってくれています。常在菌の種類は人それぞれですが、大人になるにしたがって、その人に合った常在菌が増えていくといわれています。効果は下で紹介している他にも、美肌効果やビタミンを作る働きなどがあげられます。酵素シロップは、素手でかき混ぜることによって、常在菌が持つ効果もシロップに送り込んでいくのです。

病原菌の感染から体を守る効果	**免疫力を高める効果**
便秘改善効果	**腸内環境を整える効果**

などなど!!

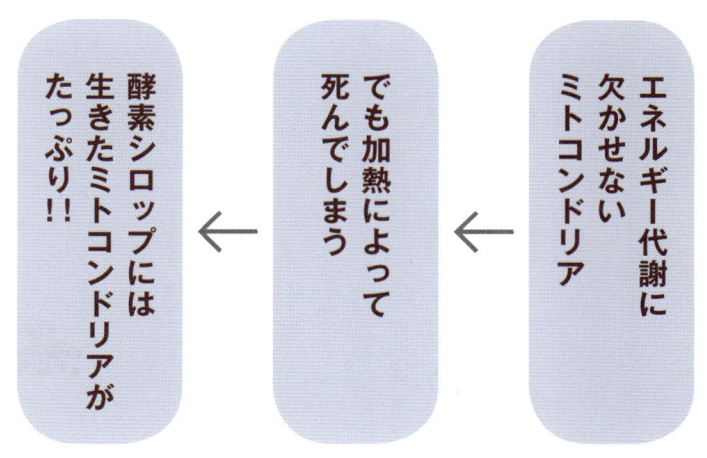

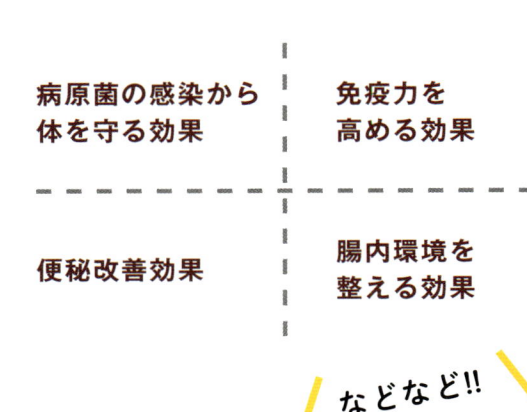

ダイエット成功の秘訣は、「なりたい自分」をくっきりイメージすること

ダイエット成功の秘訣は、具体的に「なりたい自分」を思い描くこと。ここでは私が実践し、いつも生徒さんたちにもおすすめしている方法を教えます。

大きめの紙を用意し、なりたい自分になったら着たい服、憧れのヘアスタイル、おしゃれで華奢な靴などの写真や切り抜きを貼ります。ドレスアップして、恋人やパートナーと行きたいレストランや一度は訪れてみたいリゾートホテルの写真、コンサートのフライヤーなどを貼るのもいいですね。きれいにやせて周りを驚かせたいのなら、職場の同僚や家族、友人の写真を貼り、「きれいにやせたね～」「惚れなおした～」などのコメントを書き入れましょう。貼り終えたら目をつぶってみてください。きれいにやせたあなたに周りの人はどんな声をかけてくれるでしょうか。そのときのあなたの気持ちも書き入れましょう。最後に目標体重を達成する日付、行きたい場所へ行く日付、やりたいことをする日付も書き入れます。私は、自分の写真の隣に理想的なプロポーションの女性の写真を貼って、毎日眺めていました。こうやって毎日繰り返し見ていることで、「自信のある自分像」が近づき、はやく、確実に理想的な結果を引き寄せてくれるのです。

あとはこの紙を目につく場所に貼り、毎日何回も見ましょう。写真に撮って手帳に入れたり、携帯の待ち受けにしたりするのもいいですね。目にする回数が増えるだけ、実現の可能性は近づきます。「なりたい自分」のイメージがすぐそばの距離にあると、気持ちもなんだかうきうきし、ダイエットへのモチベーションも高まるはず。

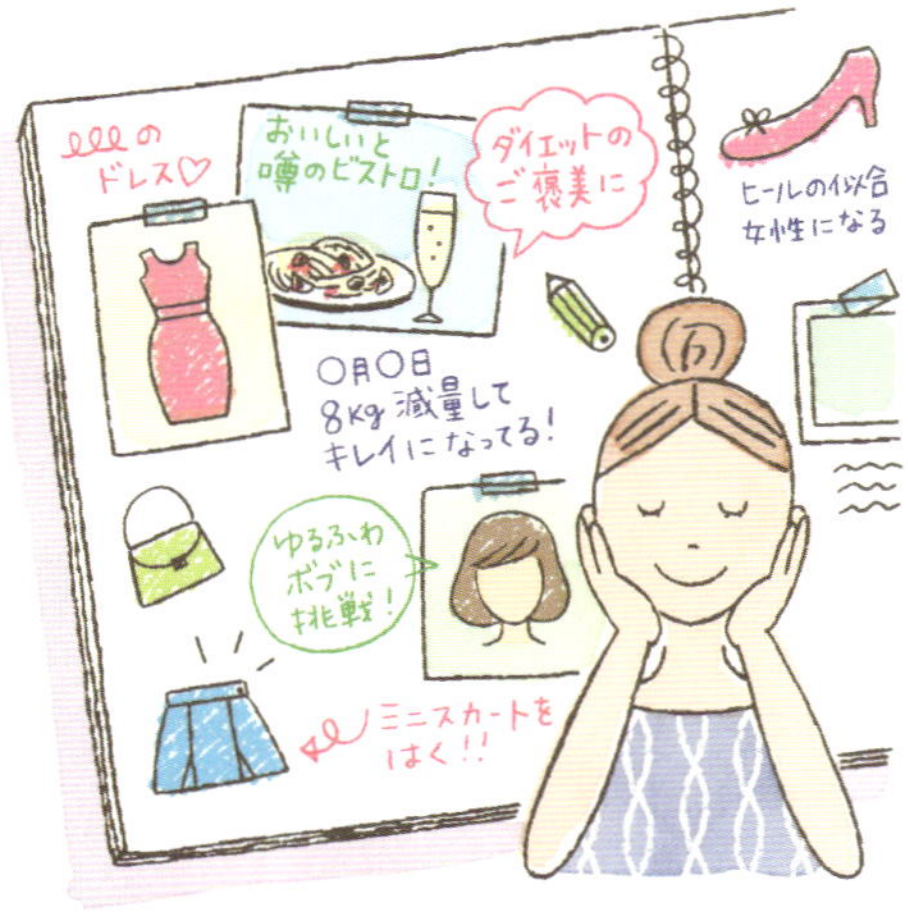

のドレス♡
おいしいと噂のビストロ!
ダイエットのご褒美に
ヒールの似合
女性になる
○月○日
8kg減量して
キレイになってる!
ゆるふわボブに挑戦!
ミニスカートをはく!!

〈参考文献〉
望月俊孝著『9割夢がかなう宝地図の秘密』（中経出版）

Part 2

酵素シロップを作ろう

Part 2

酵素シロップの3つの魅力

1 やせられて、しかもアンチエイジングにいい！

酵素シロップの第一の魅力は、なんといってもダイエットや美容、アンチエイジングに効果的だということがあげられます。酵素シロップの原料にくだものと白砂糖を使うと言うと、「カロリーは大丈夫?」と聞かれる方もいらっしゃいますが、酵素シロップのカロリーは、大さじ1で約50キロカロリー。同量のはちみつが２９４キロカロリーですから、カロリーだけで考えれば、その低さがわかると思います。これを起床時や食前に飲むと、適度な甘さとあいまって、血糖値が安定して気持ちもお腹も落ち着き、食べ過ぎを防ぐことができます。もちろん、代謝も上がって自然にやせやすい体になれます。

美容面では、新陳代謝がよくなると、シミやしわ、そばかすなどといったお肌の悩みが減るということは知られていますね。でも、酵素シロップなら、これに加えてさらに、お腹の調子が整うことによってニキビや肌荒れなどのトラブルが改善するという効果もあります。これだけ見ても酵素シロップは最強ですね。

2 簡単で手軽、しかもおいしい！

次にあげられる酵素シロップの魅力は、作り方が簡単で手軽に飲むことができ、しかもおいしいことだと思います。

面倒に思えるかもしれませんが、酵素シロップを作るのは、実はとても簡単。特別な技術や凝った道具も必要ありませんし、仕込み作業さえ終われば、5～10日間、素手で毎日混ぜるだけ。1か月分くらいは作り置きできるのも便利です。また、必要な材料は、旬のくだものや野菜と白砂糖だけですし、保存容器なども、最初に用意してしまえばずっと使えるので、コストパフォーマンスがいいのもうれしいところです。材料費としては、くだものにもよりますが、1日30㎖飲んだとして、1か月で約１３００円とお手頃。価格が高くては続けにくいので、その点も魅力です。肝心の味ですが、素手でかき回し、手のひらの皮膚常在菌を発酵に使うせいか、自分の味覚に合ったなじみの味とでもいうような、とてもおいしく感じられる味です。ジュース感覚で飲め、素材や組み合わせる種類も多くて飽きません。

3 健康によくて、しかも不調が改善する

3つめの魅力は、言うまでもなく健康によいこと、そして病気ではないけれど、なんとなく感じる体のいろいろな不調を改善してくれることです。

酵素シロップには、旬のくだものや野菜などの素材のエキスがたっぷり入っているため、少量飲むだけでも高い栄養価があります。また、酵素が生きたまま体に届くので、消化に優先的に回されてしまっていた体内酵素を、代謝用にも余裕を持って回すことができるため、代謝がアップ。その結果、酵素不足で引き起こされる数々の不調を改善することができるのです。

酵素シロップの原料に使うくだものや野菜は、もともと消化によい食べものですが、そのエキスが抽出された酵素シロップは、さらに効率よく体内に吸収され、胃にとどまる時間も約10分程度と短いのが特徴。免疫力が落ちて胃腸が不調な人にも、負担が少ないので安心です。さらに、発酵した菌が腸内の善玉菌を増やし、便秘を解消してくれるなど、デトックス効果も期待できます。

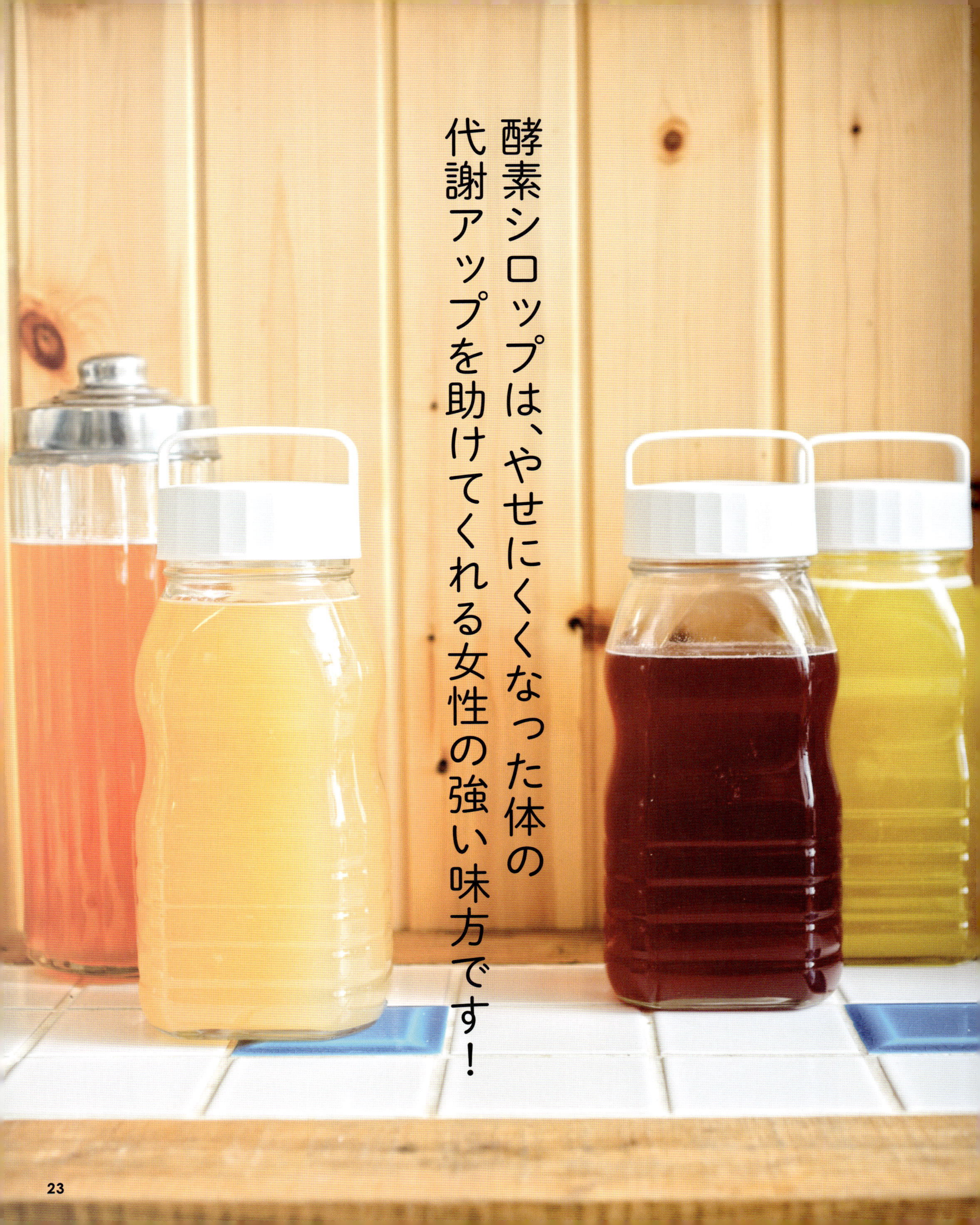

酵素シロップは、やせにくくなった体の
代謝アップを助けてくれる女性の強い味方です！

Part 2

酵素シロップを作ろう

では、いよいよ酵素シロップを作りましょう。材料はくだものと白砂糖だけですが、いくつか道具が必要です。道具がひと通りそろえば、1年中いつでもシロップ作りが始められます。

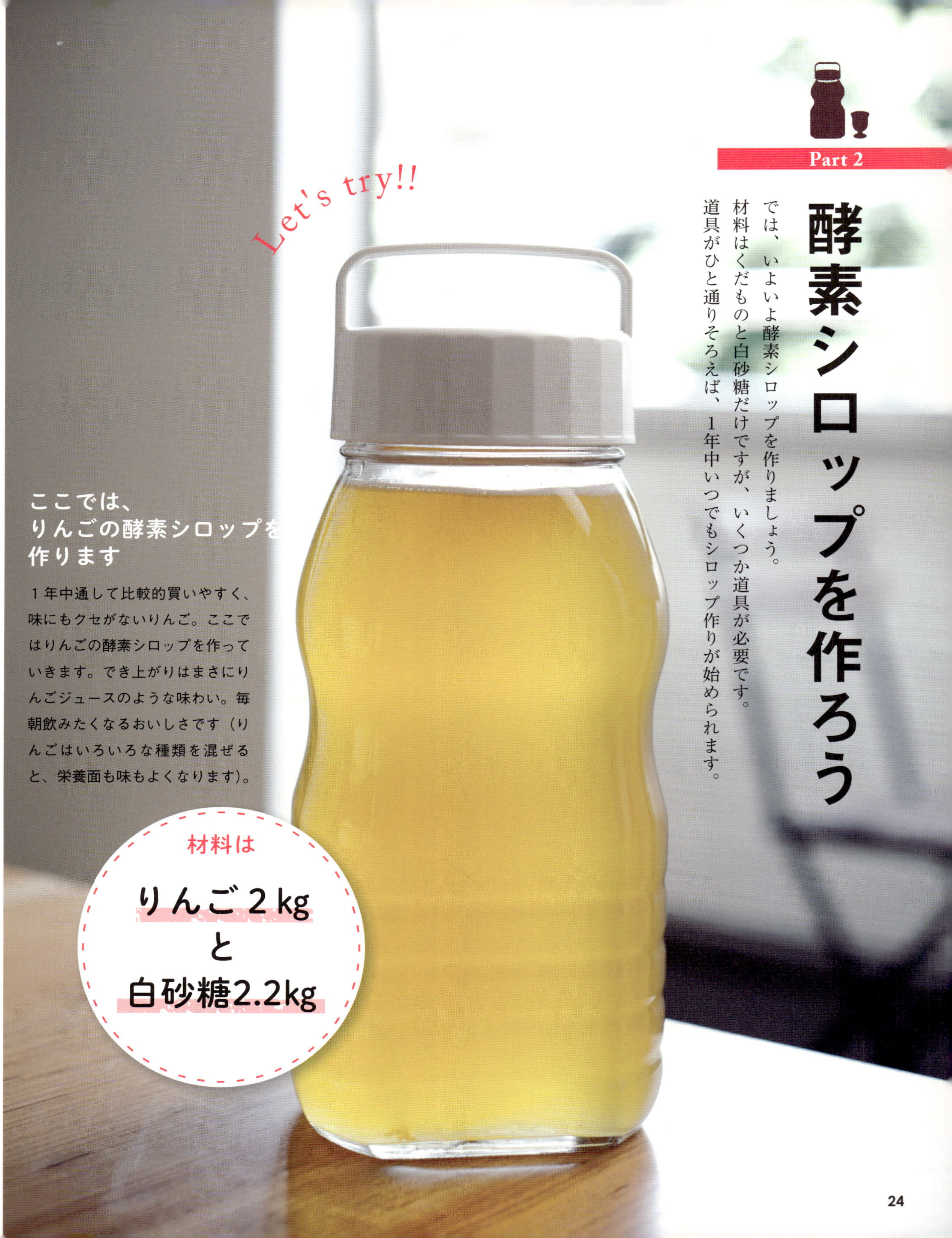

Let's try!!

ここでは、りんごの酵素シロップを作ります

1年中通して比較的買いやすく、味にもクセがないりんご。ここではりんごの酵素シロップを作っていきます。でき上がりはまさにりんごジュースのような味わい。毎朝飲みたくなるおいしさです（りんごはいろいろな種類を混ぜると、栄養面も味もよくなります）。

材料は

りんご2kg

と

白砂糖2.2kg

用意する道具

シロップ作りに
必要な道具たちです。

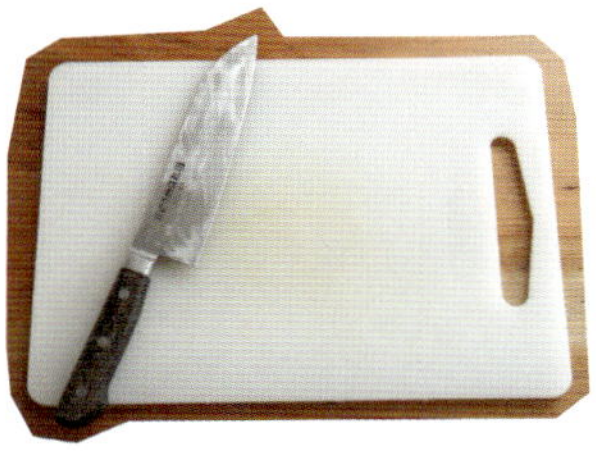

包丁とまな板

シロップ作りはくだものを切ることから始まります。切りやすい包丁とまな板を準備しましょう。

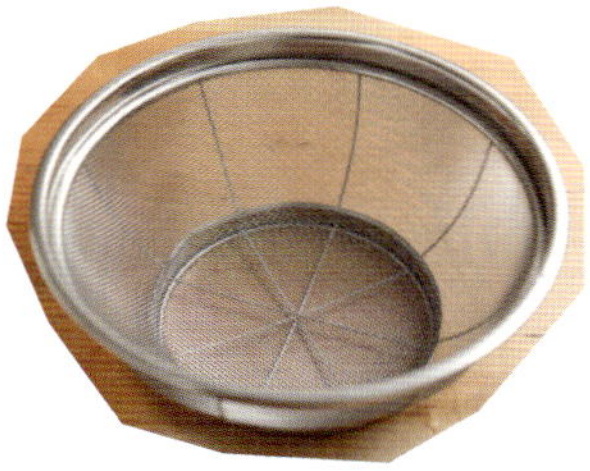

ざる

シロップの粗《あら》濾《ご》し用に使います。ホーローの容器よりひと回り大きいと安心です。

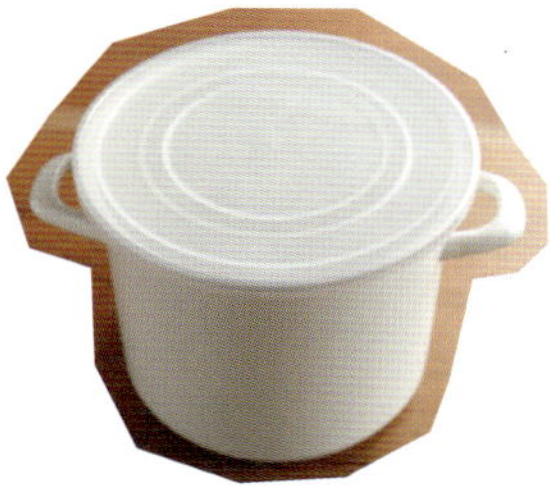

ホーローの容器
（漬け物樽でも可）

材料が容器いっぱいだと混ぜにくいので、大きめを用意します。この本では、8.4ℓの大きさの容器を使っています。発酵用と濾す用と２つ用意します。

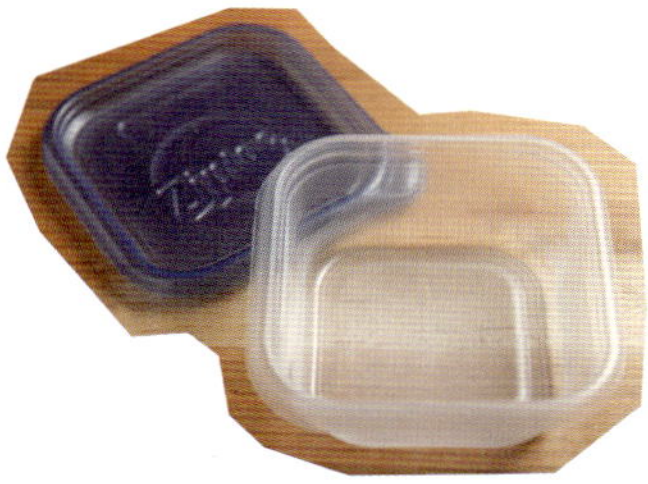

シロップの
しぼりかすを入れる容器

スムージーに入れるなど、さまざまな用途があるシロップのしぼりかす。ジップロックなど手近な容器があれば大丈夫です。

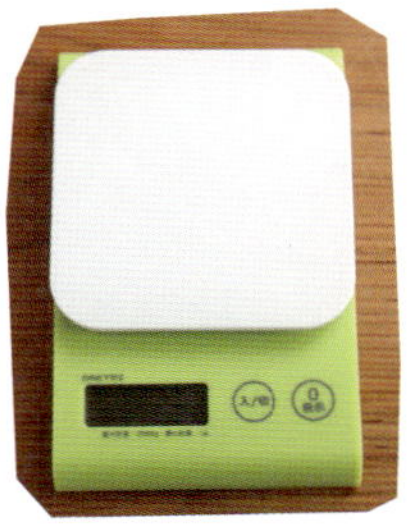

スケール

くだものと白砂糖の量はぴったり準備したいところ。厳密に量れる計量器があるとラクです。

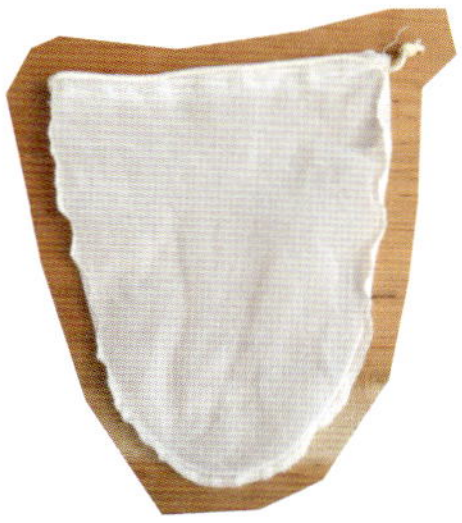

濾すための布

シロップを本濾しするときに必要です。水切りネットやガーゼでもいいでしょう。この本では、ナッツやクルミを入れる袋を使っています。

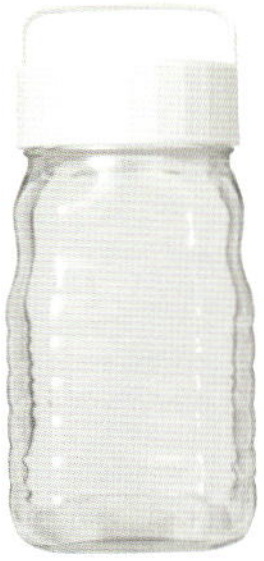

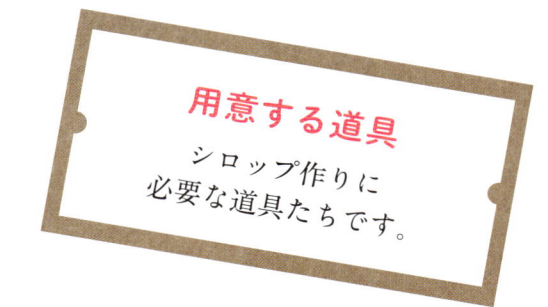

保存瓶

保存瓶はガラス製のものを。ペットボトルやプラスチック容器では保存できません。密閉しなくてもよい、ふたの口が広いものを選びましょう。

仕込みをしよう

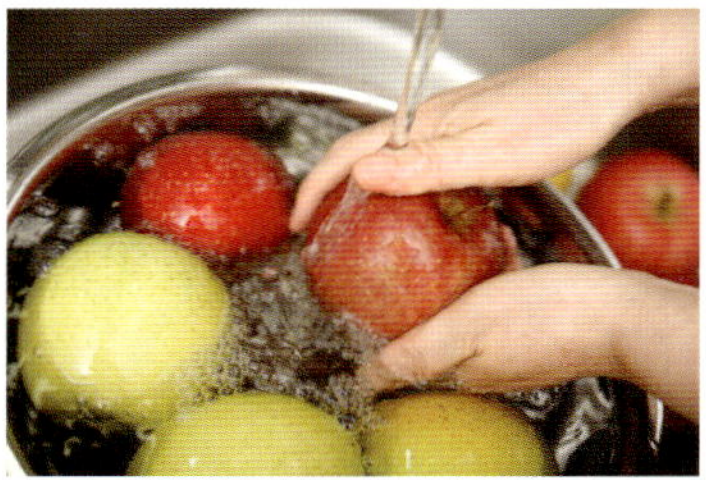

1. 材料をよく洗う

材料のくだものをよく洗います。洗ったら、切る前にキッチンペーパーでしっかり水気を拭き取ります。

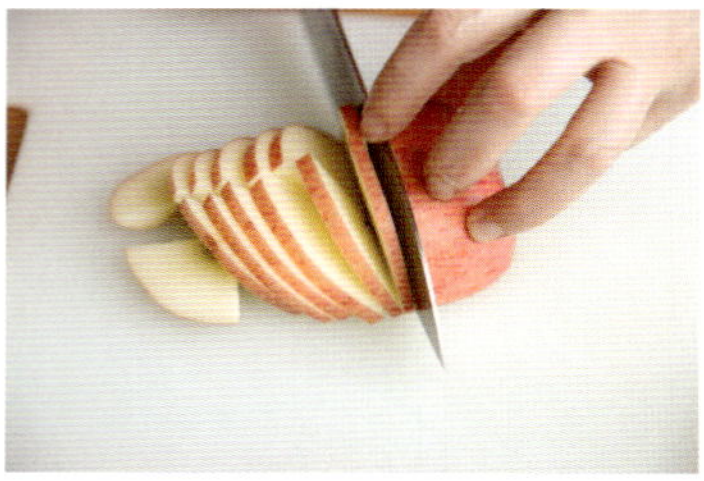

2. 材料を切る

くだものは薄く、細かく切ります。皮ごと・ヘタごと入れましょう（温州みかんだけは皮をむく）。ブルーベリーなどの小さいものは手で軽くつぶします。

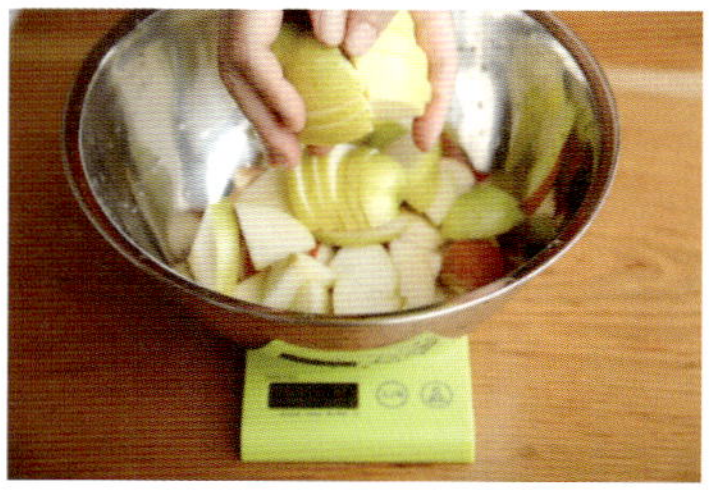

3. くだものの重さを量る

酵素シロップ作りは材料の厳密さが大事。りんごを切りながらスケールに載せていき、2kgちょうどになるまで入れます。くだものを切ったときに出た汁も入れます。

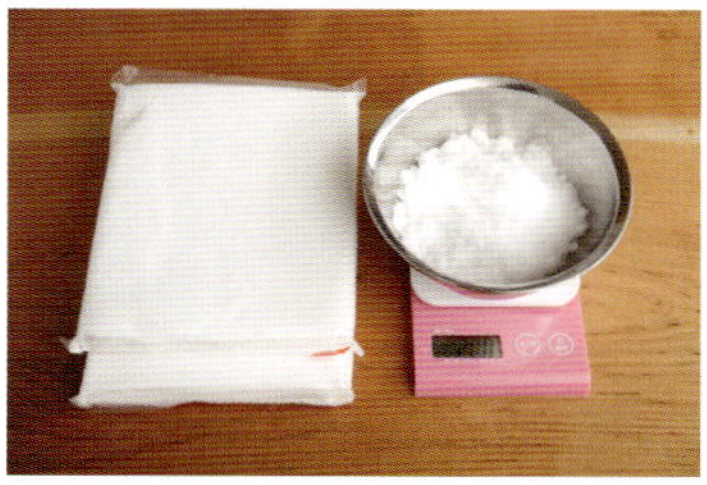

4. 砂糖の重さを量る

2.2kgちょうどの砂糖を準備します。この2.2kgのうち、最後にふたをするのに必要な分、だいたい700 gぐらいをよけておきます。

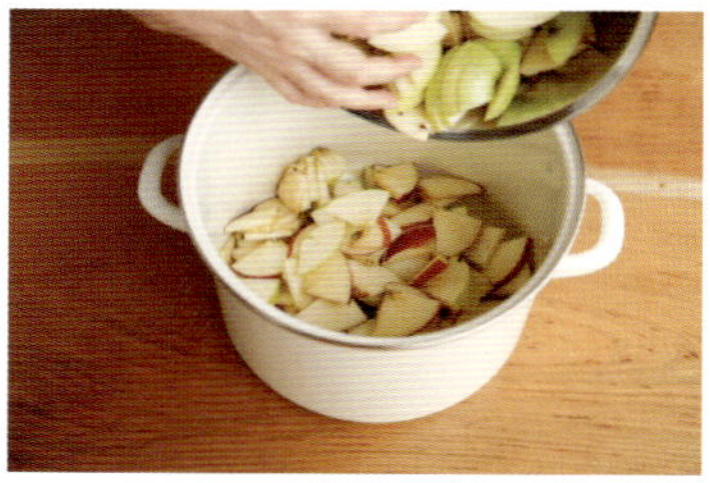

5. くだものを容器に入れる

まず、りんごを半分の量（約1kg位）を、容器に入れていきます。

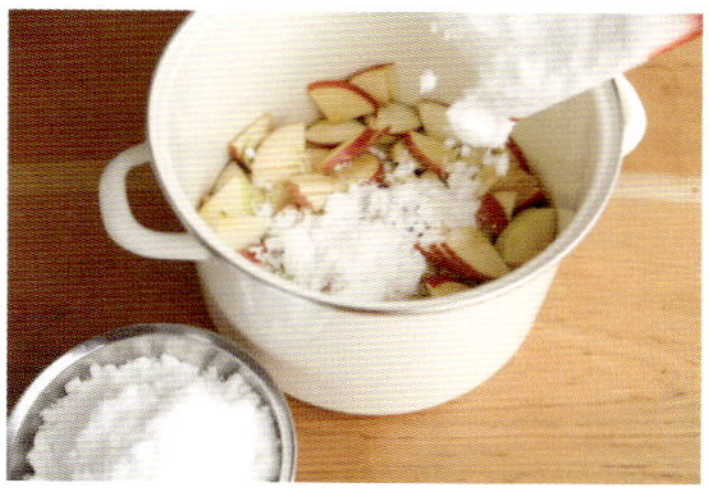

6. 砂糖を容器に入れる

砂糖の半分（750 g位）をりんごの上に入れて混ぜます。その後、残りのりんごと砂糖を入れます。＊食材が2kg以上の場合は1kgに対して必要な砂糖を入れて混ぜるを繰り返す。

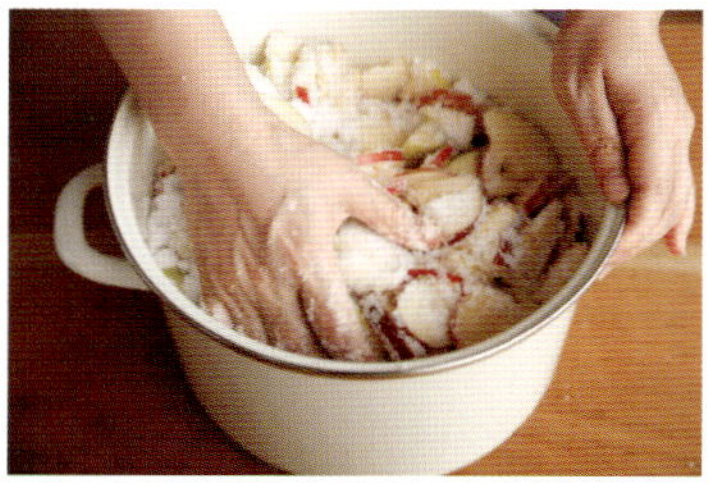

7. よく混ぜる

下から上にかき上げるようなイメージで、全体をよく混ぜます。このとき、食材をもんだりつぶしたりしないように注意。

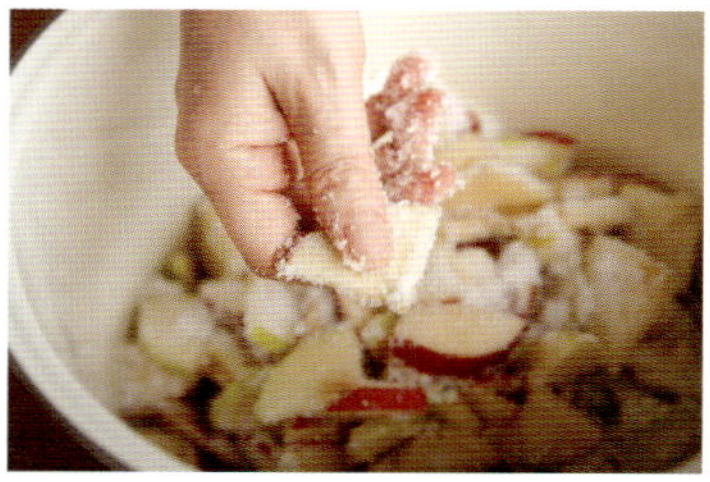

8. 砂糖をこすりつける

砂糖がりんごの表面全体にまぶされるように混ぜます。このことで発酵がスムーズになります。

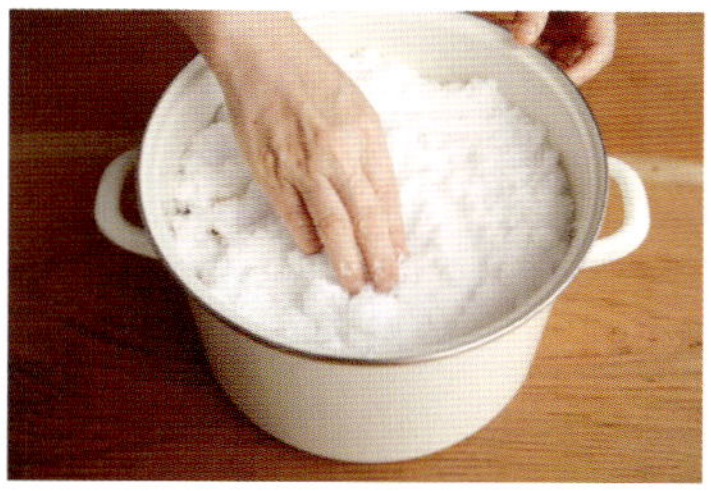

9. 砂糖でふたをする

4 でよけておいた約700 gの砂糖で、表面を覆い、ふたをします。＊食物が発酵する前に空気に触れて酸化しやすくなるのを防ぐためです。

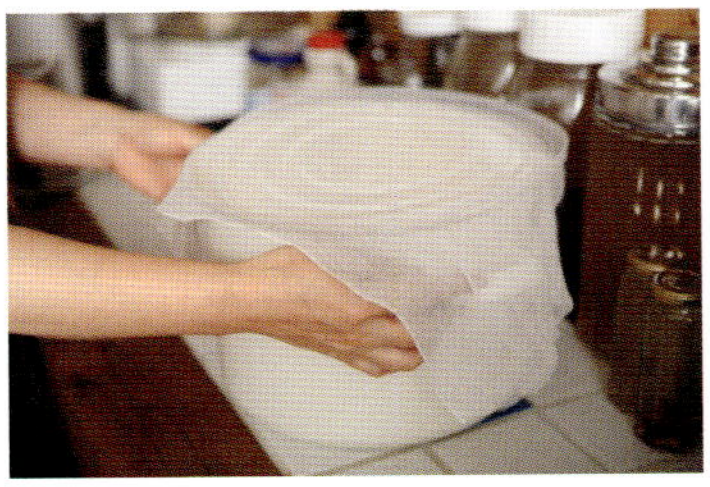

10. 直射日光の当たらないところへ移動する

ガーゼなどをかけ、ふたを載せ（密封はしません）、移動させてひと晩そのまま出しておいてください。容器の置き場所としては、直射日光の当たらないところ、室温 20 ～ 25 度で、人のいるところを選んでください。また、酒類や他の発酵食品の近くには置かないでください。＊常在菌はさみしがり屋です。あったかくて、人のいるところが好きです。

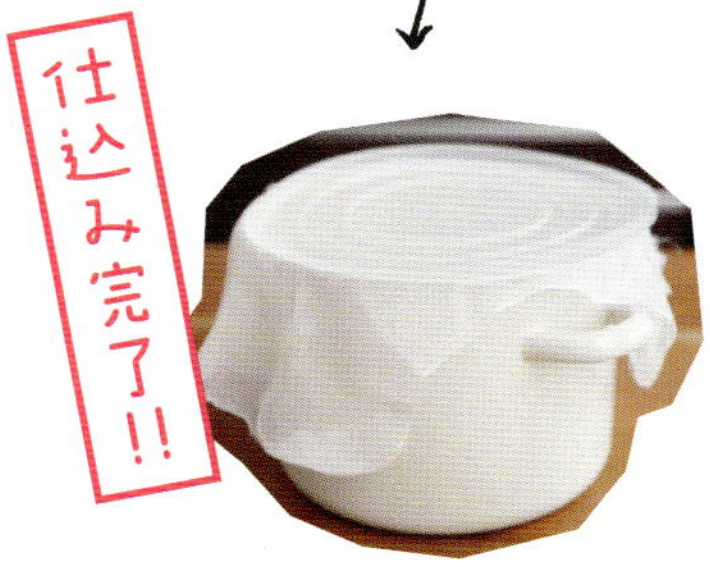

ガーゼとふたを載せた状態。
密封しないのは、酵素が息ができるようにするためです。

5～10日間混ぜよう

※発酵のピークを迎える日数は、食材や季節、天候、室内の環境や混ぜ方などによっても異なります。（寒い時期は 2 ～ 3 週間かかる場合もあります）

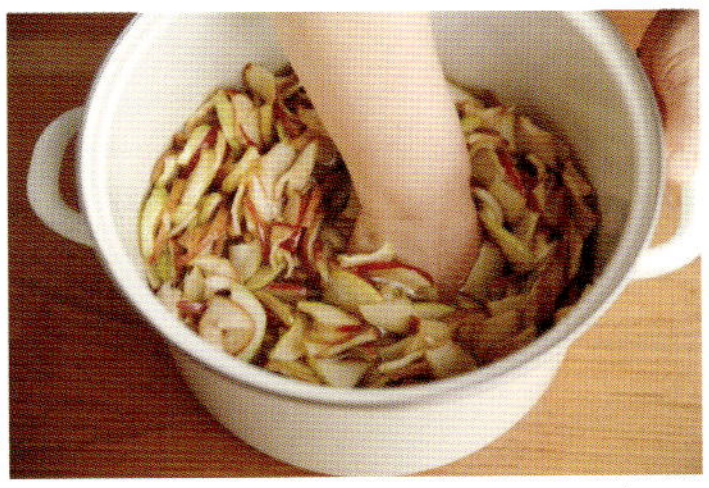

1. 朝・晩と混ぜる

翌朝から、朝・晩と混ぜます。発酵が均一になるように、下から上にかき上げるようなイメージで、空気を入れるようにやさしく混ぜます。20 ～ 30 回以上混ぜると◎。

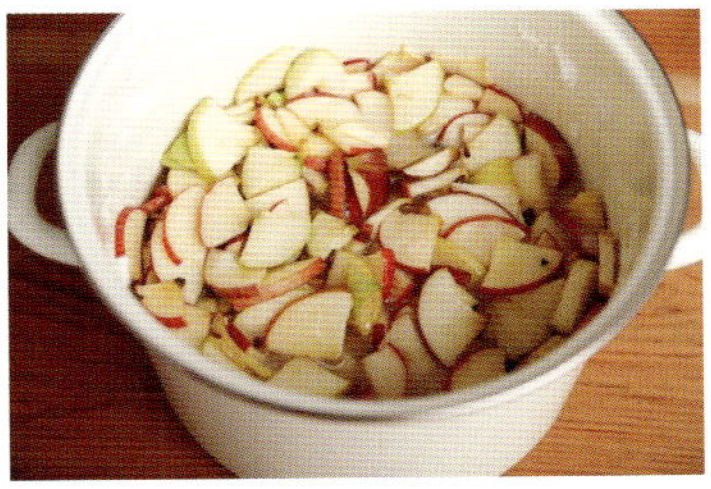

2. 2日目

2 日目の朝の状態です。砂糖が徐々に溶け始め、くだものがしっとりしてきます。朝・晩と 2 回混ぜることで酵素に透明感が出ます。混ぜるときは必ず味見しましょう。

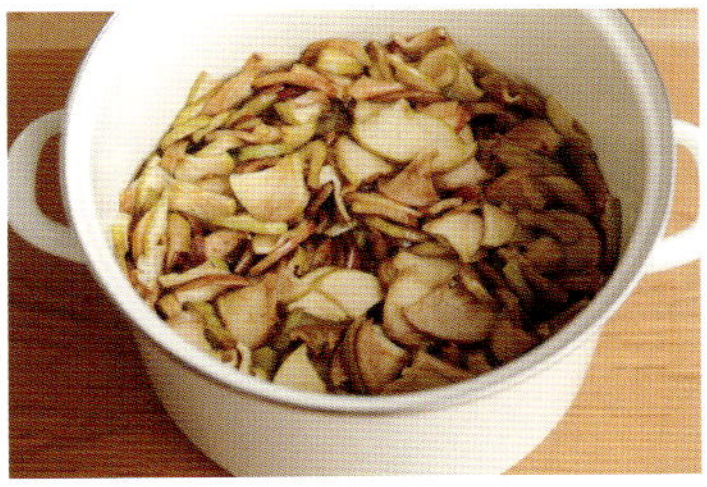

3. 5日目

砂糖は完全に溶け、くだものが上に浮いている状態です。色もやや茶色がかってきます。

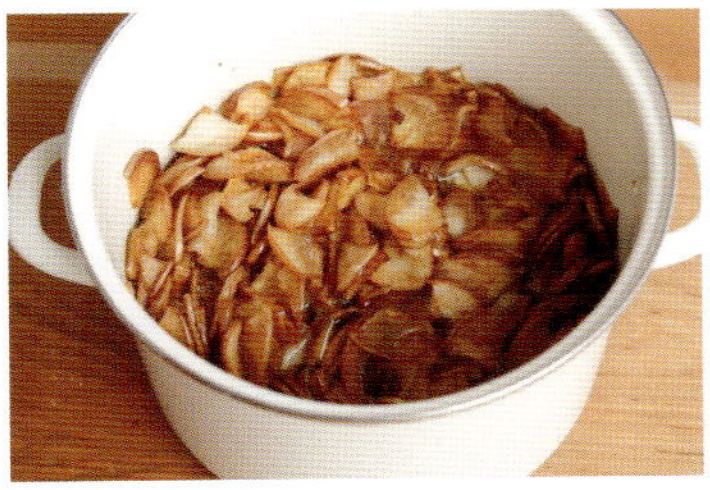

4. 9日目

ほぼ終了に近づいた状態の 9 日目。りんごがキャラメルのような色合いです。

Point

手を洗い、袖はまくる！

無意識に混ぜると、洋服についた雑菌がシロップに移る恐れがあります。袖をまくり、流水で手を洗ってから混ぜます。

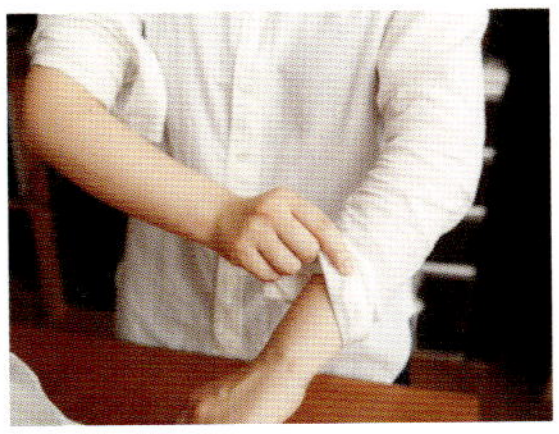

濾すのは発酵がピークを迎えたとき

発酵のピークを迎えたら、そこでかき混ぜる工程は終了です。ピークを迎えた合図としては、①くだものが縮んでしおれたように感じたとき、②混ぜているときに、容器の中が「ふわっ」と温かく感じたとき、③細かい泡が出てきたとき、④味見して甘さがまろやかになったとき、⑤くだものが浮いて上に上がってきたとき、⑥においに青くささがなくなったときなどがあげられます。続いて、濾す工程に入ります。

シロップを濾そう

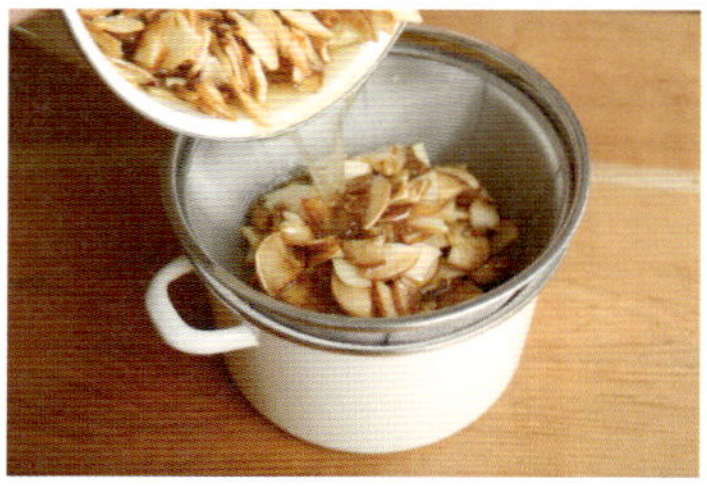

1. ざるで濾す(粗濾し)

別の容器の上にざるを置き、シロップを濾します。

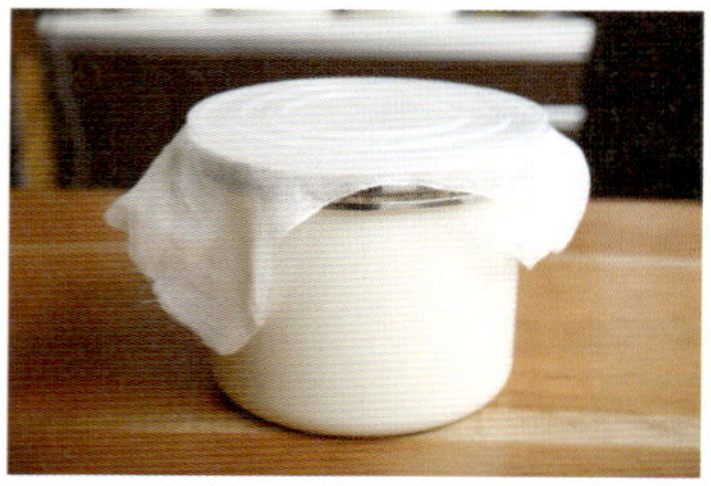

2. ゆっくり濾す

仕込みのときと同様に、ガーゼをかけ、ふたを載せて一昼夜置きます。無理に手で押しつけず、くだもの自身の重みで自然に濾していきます。

一昼夜
置く

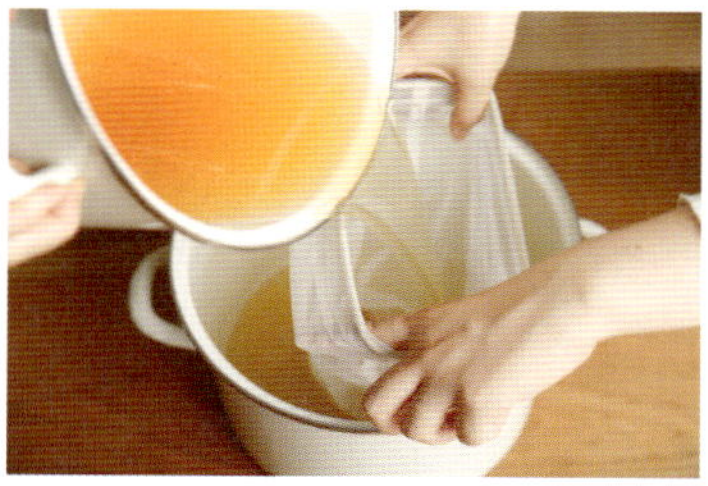

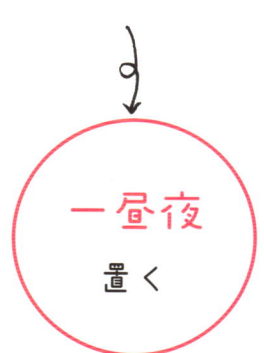

3. 布で濾す(本濾し)

本濾しをします。ガーゼや水切りネットの中にシロップを注ぎ入れ、濾していきます。
＊シロップのしぼりかすは捨てずにジップロックなどの容器に保存する。

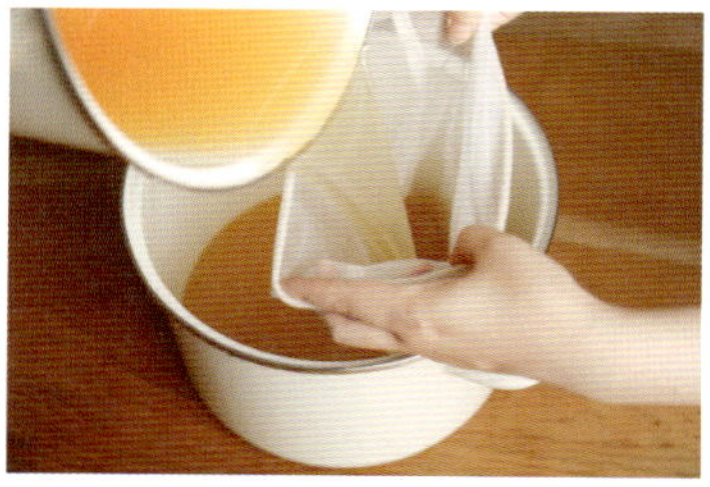

4. もう一度濾す

3 と同じ作業を繰り返します。

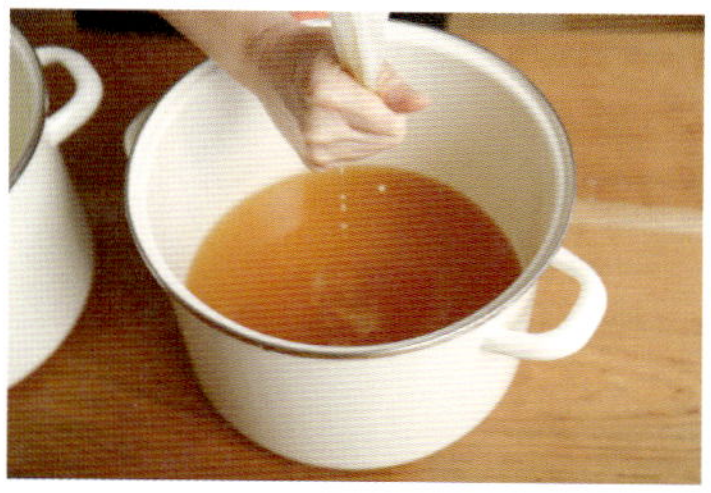

5. シロップをしぼる

ガーゼに溜まった水分を手で最後までしぼりきります。

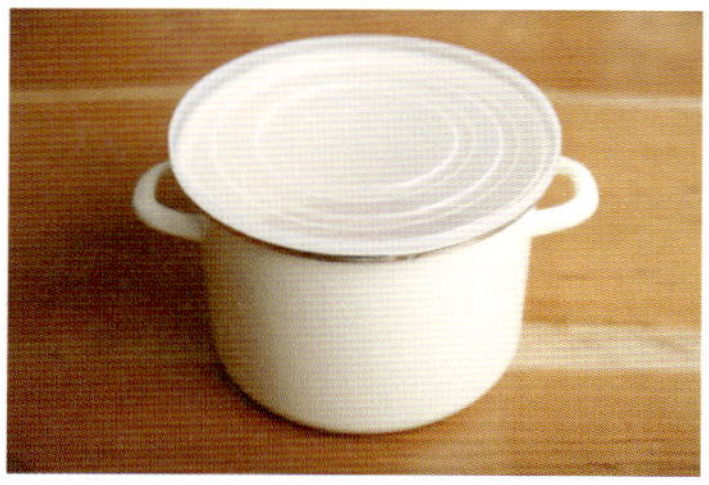

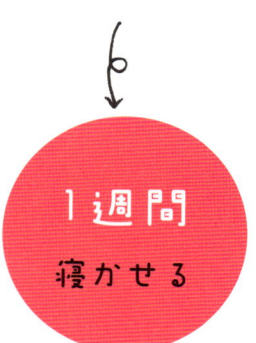

6. 寝かせる

容器にふたを載せ、このまま１週間程度寝かせます。まだ発酵が続きますが、１週間で大体落ち着き、シロップの味も熟成が進み、マイルドな味になります。

1週間
寝かせる

シロップを保存しよう

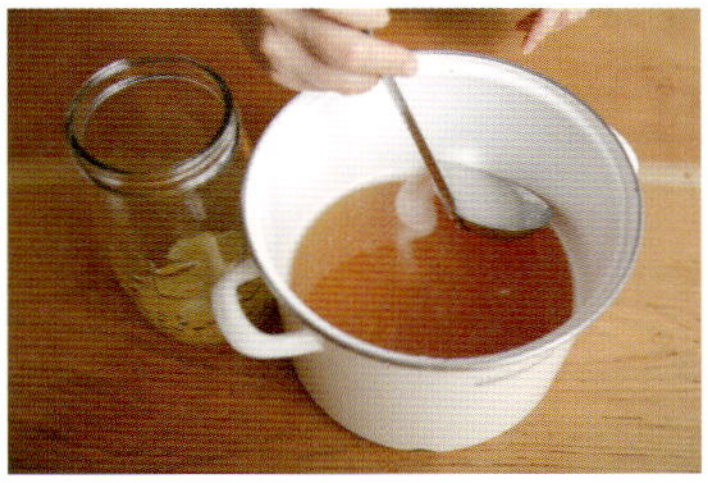

1. あくをとる

1週間寝かせている間に、表面に浮いているあくをすくいとっていきます。

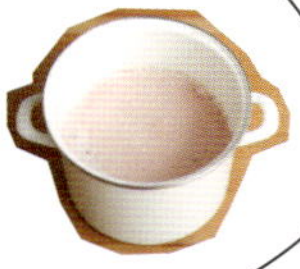

あくの量はくだものによってさまざま。ぶどうはこんなにあくが出ました。

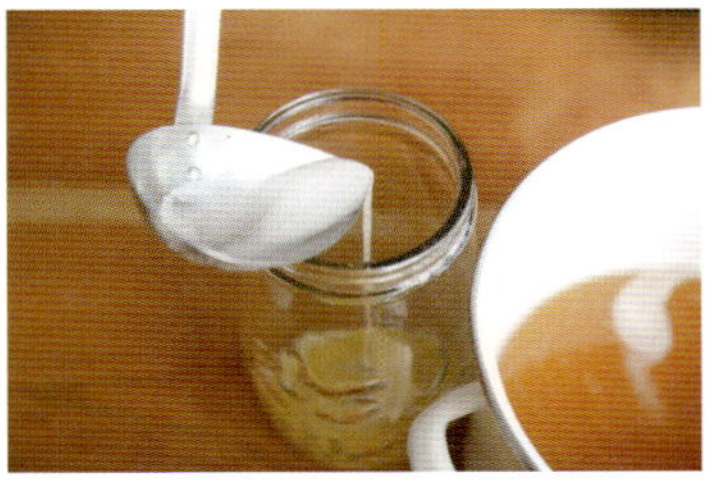

2. あくを保存する

このあくもシロップと同様にさまざまな場面で大活躍するので、ガラス瓶などに入れて保存しておきます。（活用法は53ページへ）

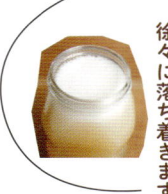

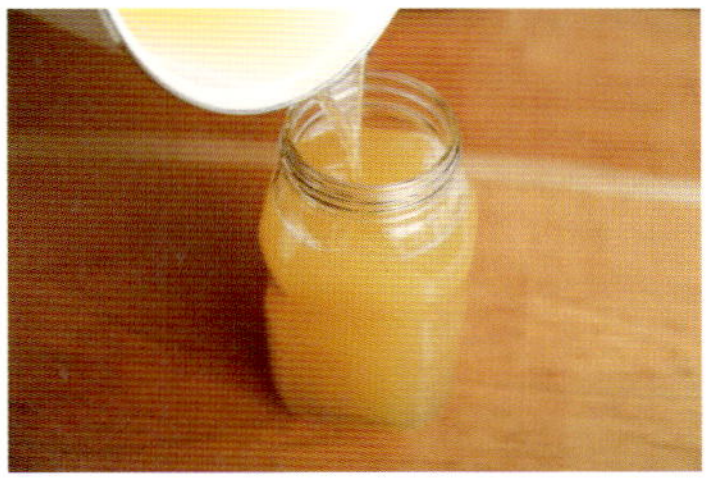

3. 保存瓶に入れる

シロップを容器から保存瓶に移し変えます。

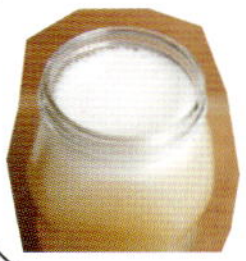

瓶に移すと泡がたくさんできますが、徐々に落ち着きます。

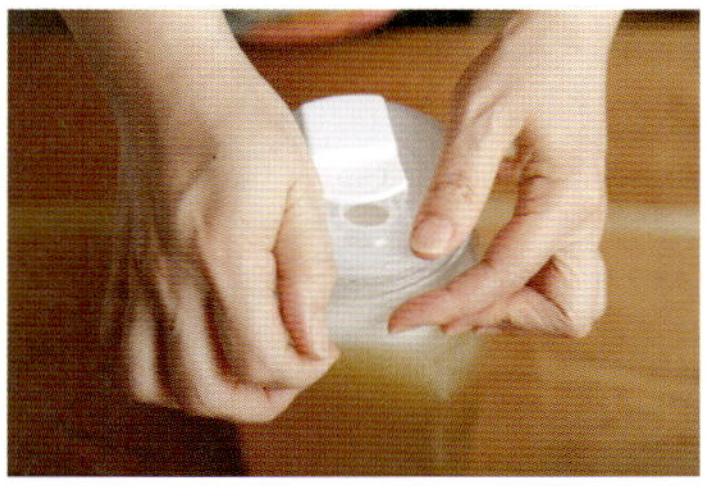

4. 中ぶたは開けたまま

中ぶたがあるタイプの容器なら、中ぶたは開けたままの状態にします。

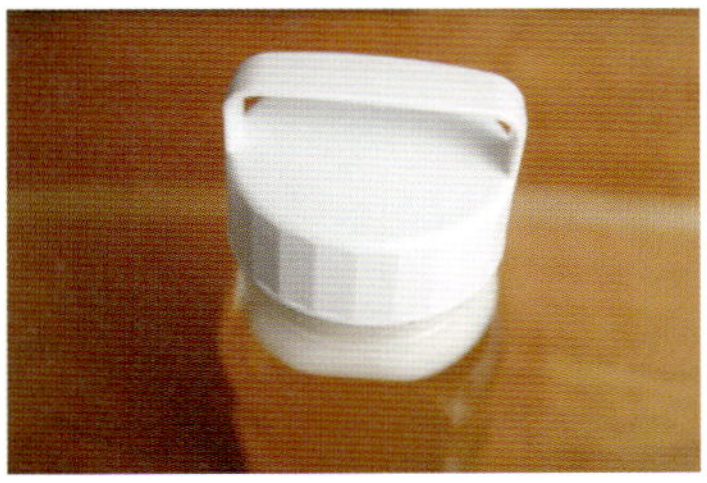

5. ふたをゆるく締める

軽くふたをします。このとき、密封せずゆるく締めます。密封すると開けるときに酵素シロップが飛び出る恐れがあります。保管は、家の中の一番涼しい冷暗所で、光が入らない19度以下の場所が理想的です。（冷蔵庫・地下室・ワインセラーなど）

シロップができあがったら

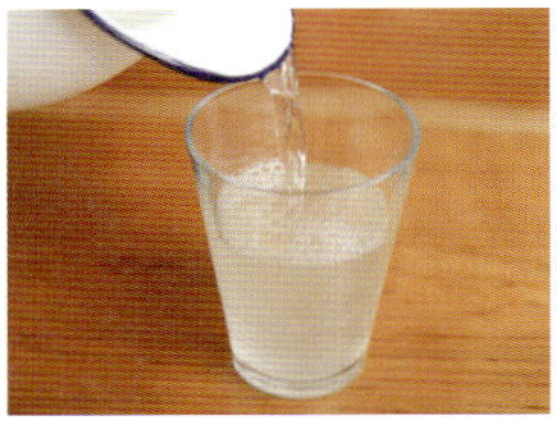

水で割れば酵素水

このシロップを水で割れば酵素水のできあがり。くだものの味がしっかり味わえるジュースのようなおいしさです。

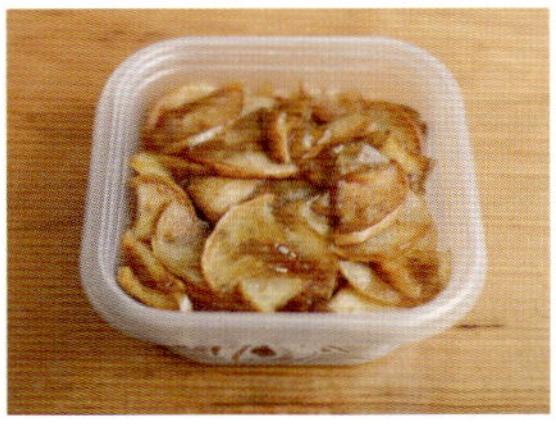

しぼりかすも保存

ざる濾ししたときのシロップのしぼりかすもいろいろな活用法があります。ぜひ、保存しておいてください。

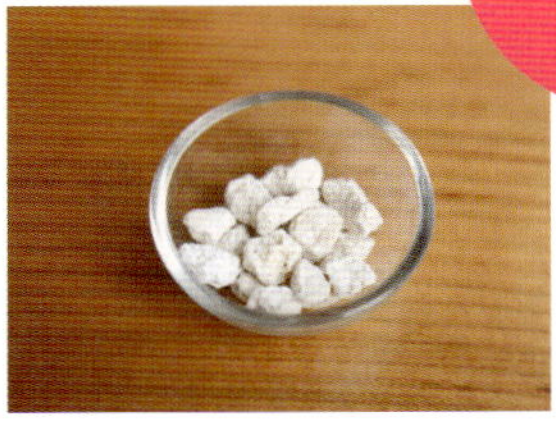

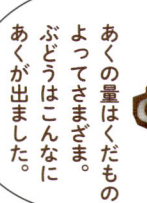

さんご

シロップを保存するときに化石さんご（通販などで購入可）を何粒か入れると、シロップが酸っぱくなるのを防ぎます。

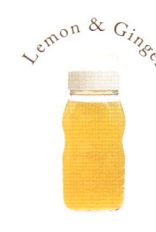

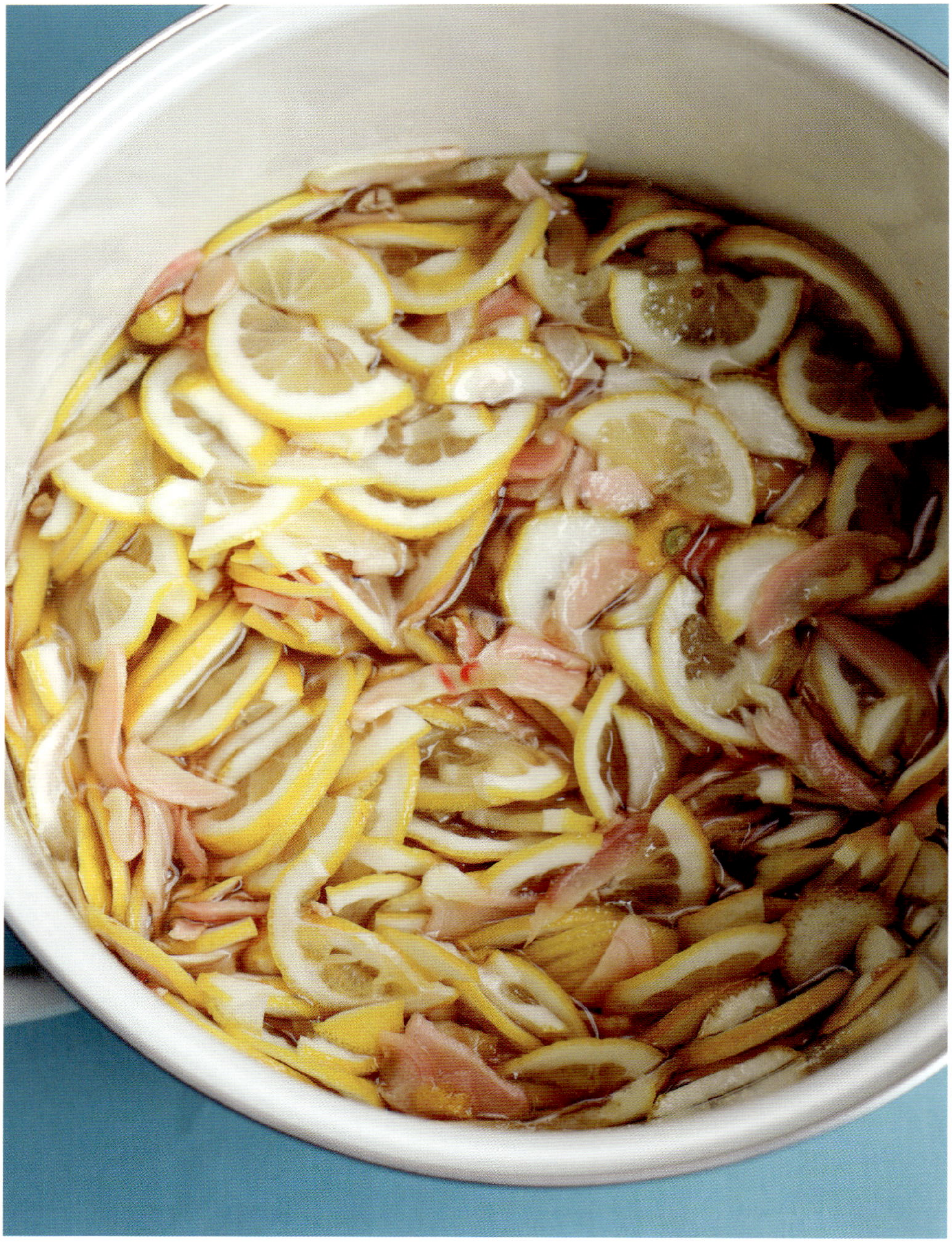

Lemon & Ginger

レモンとしょうがの酵素シロップ

それぞれの味わいが感じられるシロップは、すっきり＆スパイシーで夏にぴったり。サイダーで割ってもおいしく飲めそうな爽やかな味わいです。

材料

レモン
しょうが ］……………………合わせて 2 kg

＊レモンとしょうがを7:3または8:2の割合で用意する。

白砂糖 ………………………………… 2.2kg

作り方（作りやすい分量）

26〜29ページの「りんごの酵素シロップ」と同様に作る。

＊道具類は25ページを参照。

Tomato

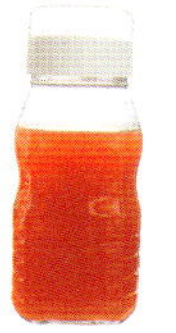

トマトの酵素シロップ

果実の色味そのもののきれいなレッドのほの甘いシロップ。うま味成分がたっぷりなので、料理の隠し味にも使えます。

材料

トマト ………………………………… 2 kg
白砂糖 ………………………………… 2.2kg

＊道具類は25ページを参照。

作り方（作りやすい分量）

26〜29ページの「りんごの酵素シロップ」と同様に作る。＊ひとつのくだもので作る場合は、いろいろな品種を混ぜたほうが栄養面も味もよくなります。（ほかのくだものも同様）

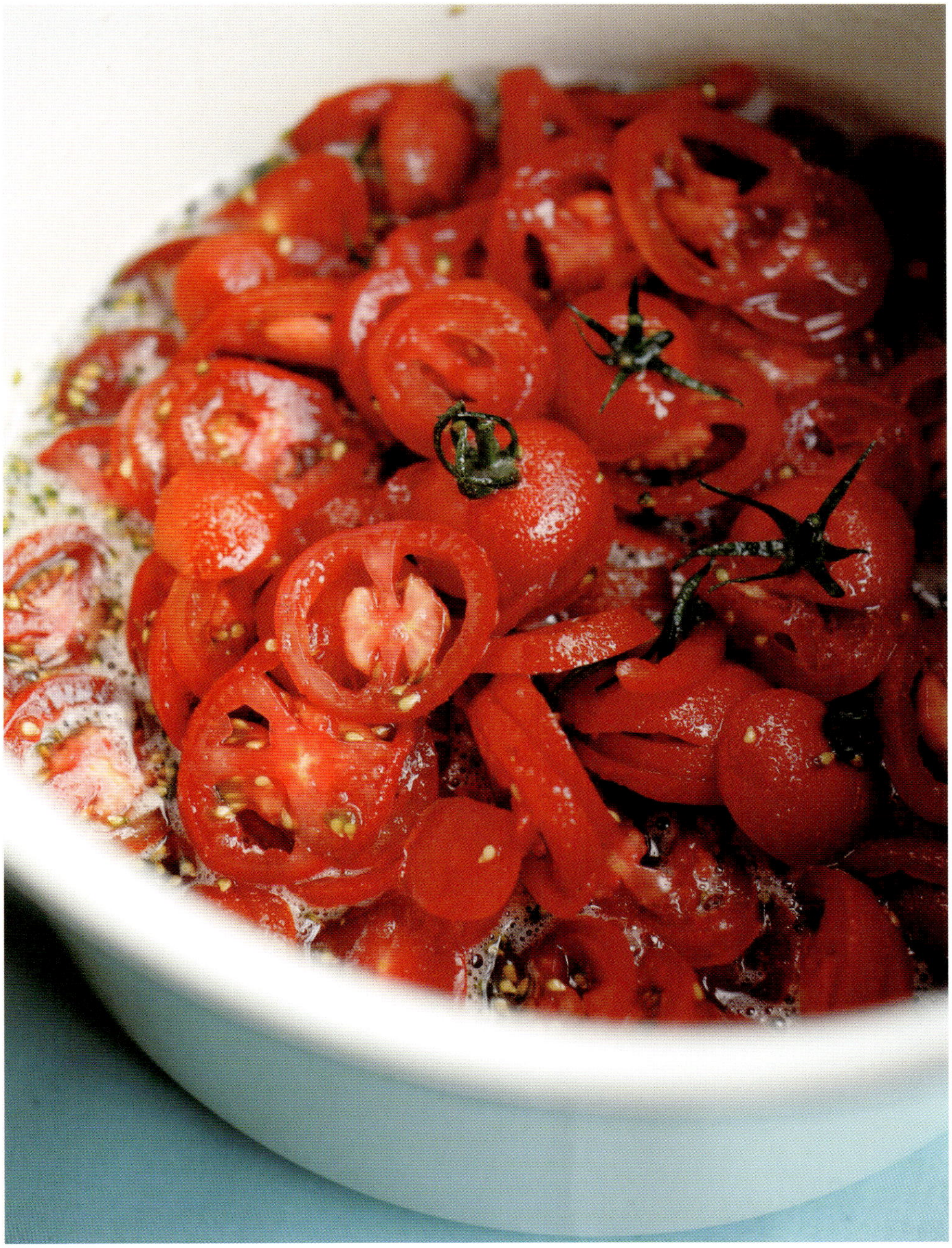

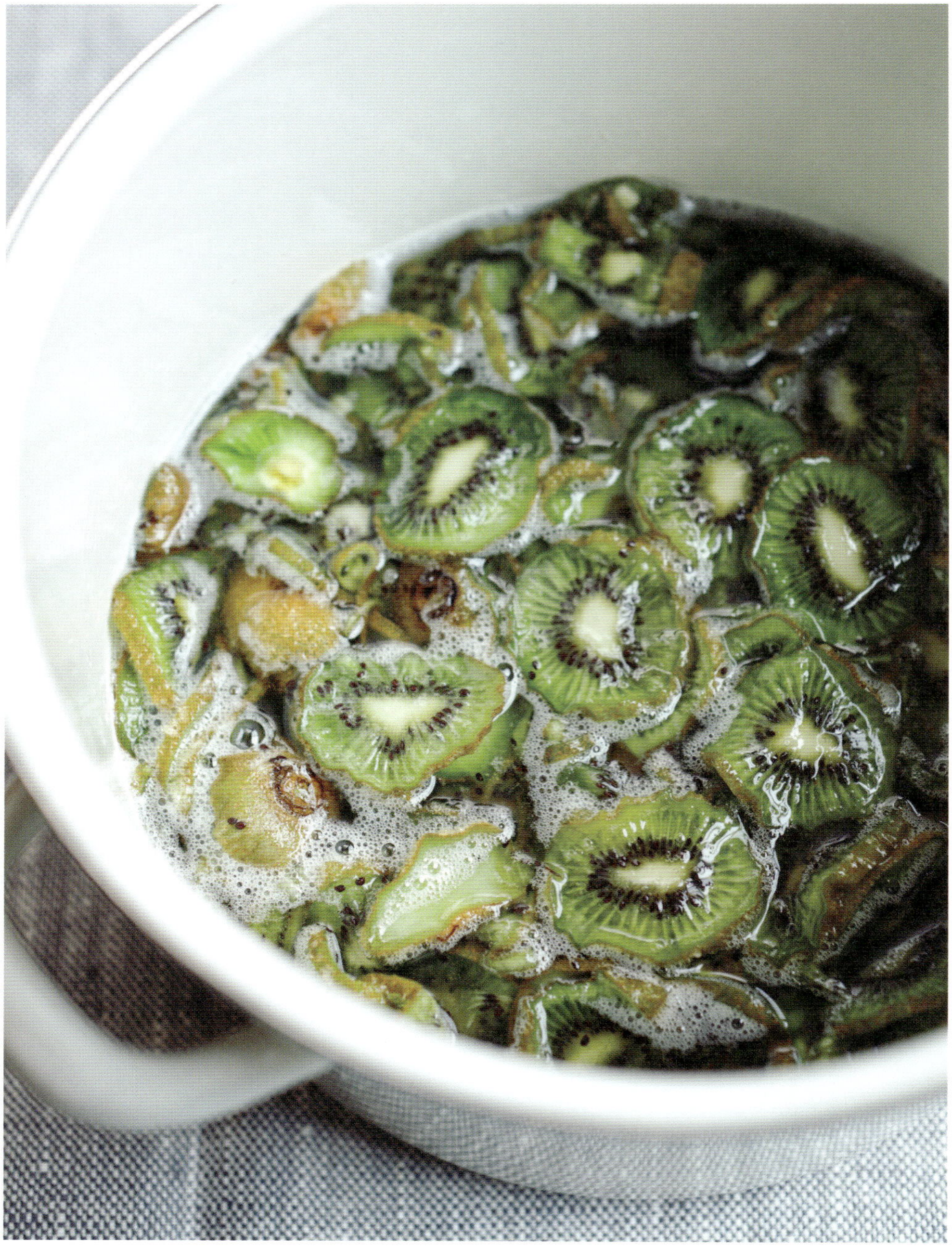

Kiwi Fruit

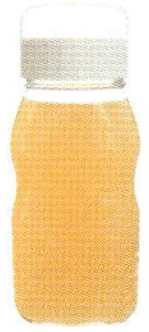

キウイの酵素シロップ

抗酸化作用などその美容効果で知られるキウイフルーツ。
さりげなく、独特の酸味が感じられるおいしいシロップです。

材料

キウイフルーツ……………………… 2 kg
白砂糖 …………………………………2.2kg

作り方(作りやすい分量)

26〜29ページの「りんごの酵素シロップ」と同様に作る。

＊道具類は25ページを参照。

Grape

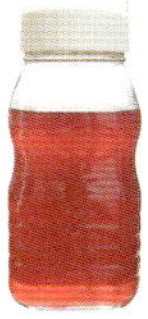

ぶどうの酵素シロップ

美しい紫色が特徴のぶどうシロップ。
ぶどうジュースのような、ワインのようなクセになる味わいです。

材料

ぶどう …………………………… 2 kg
白砂糖 …………………………… 2.2kg

＊道具類は25ページを参照。

作り方（作りやすい分量）

26〜29ページの「りんごの酵素シロップ」と同様に作る。

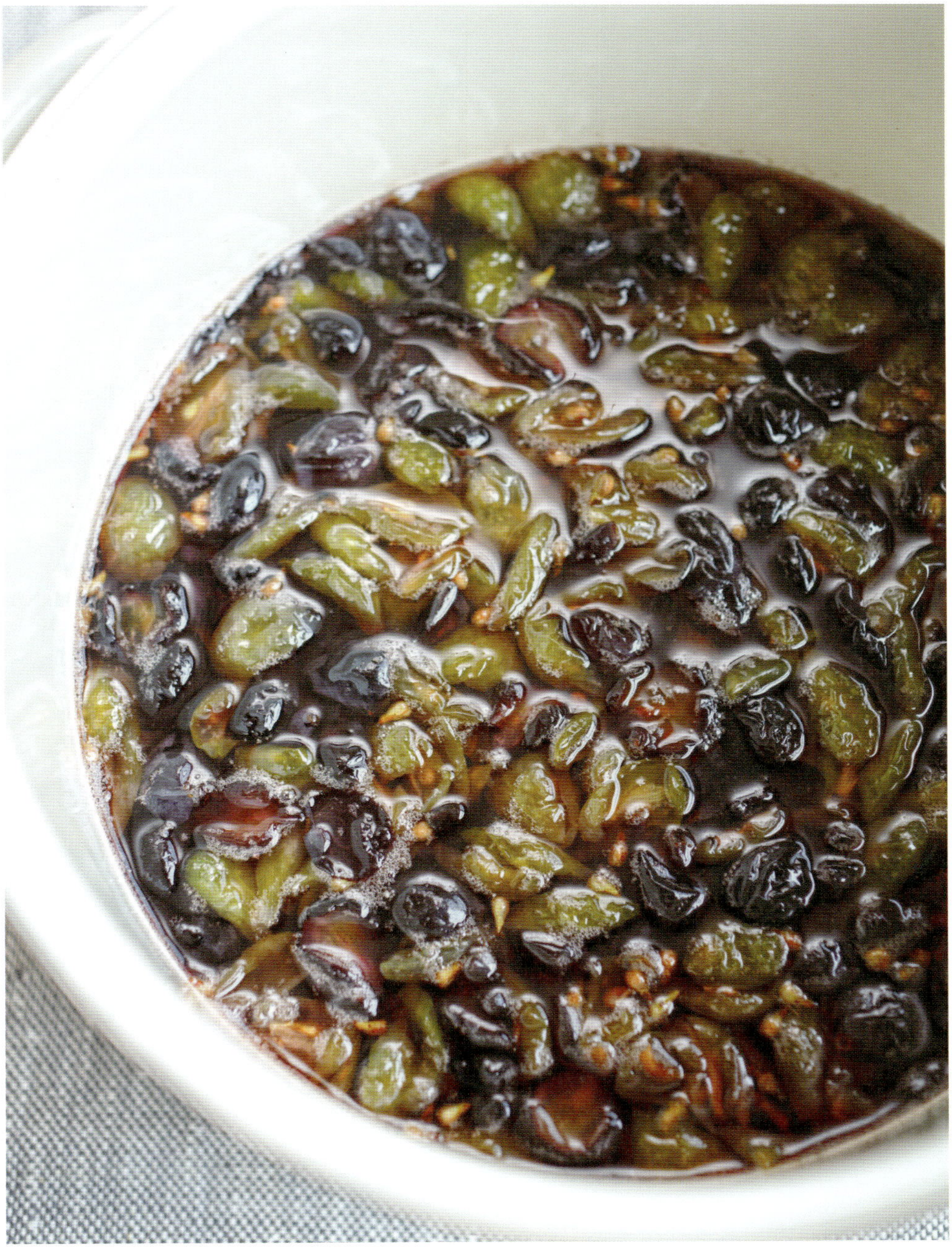

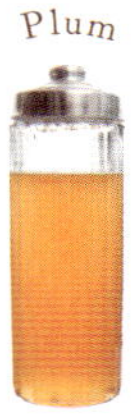

黄熟梅の酵素シロップ

甘さと酸味が絶妙なバランスのフルーティーな梅シロップ。
青梅で作れば、また違った爽やかなシロップになります。

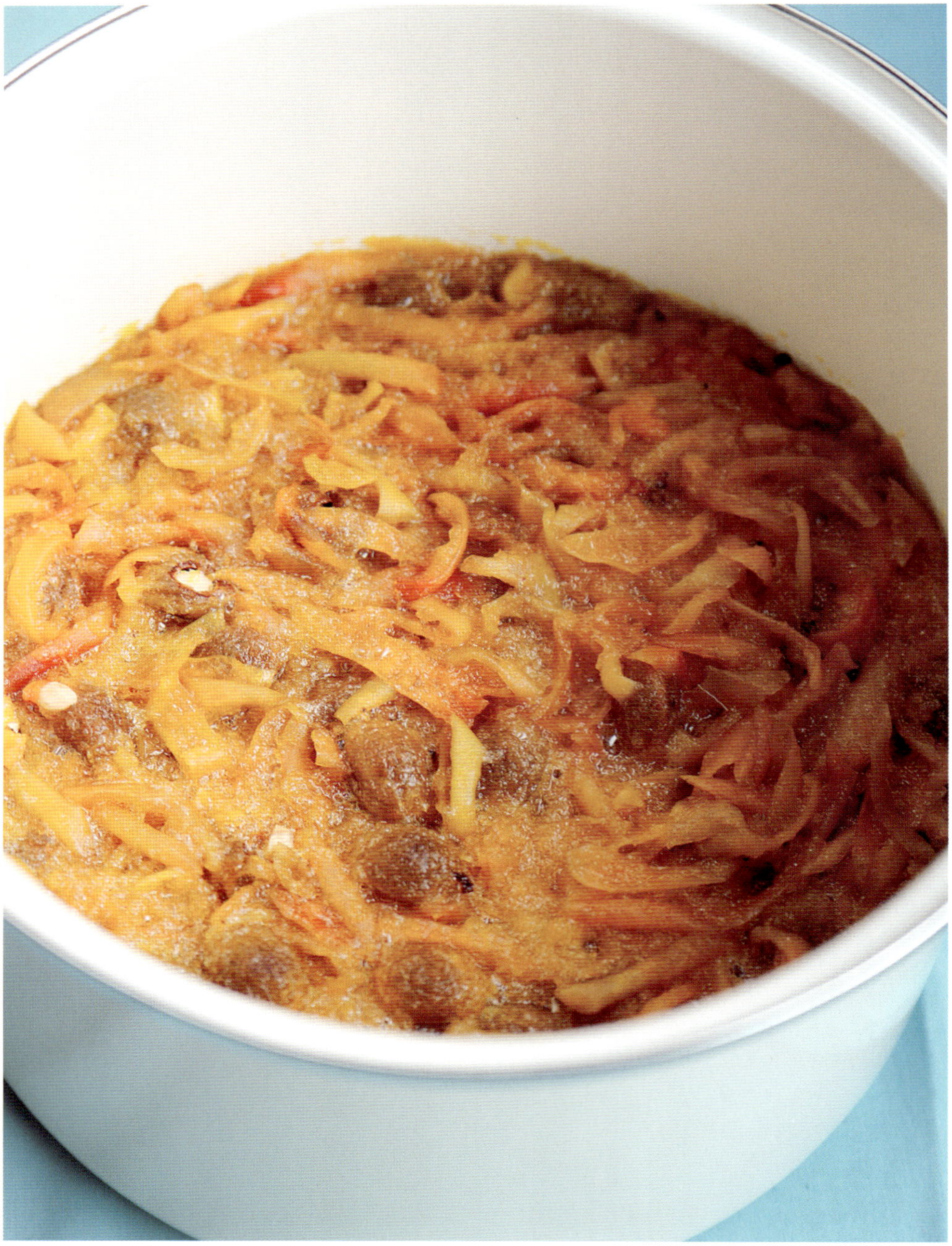

材料

黄熟梅 ………………………………… 2 kg
白砂糖 ………………………………… 2.2kg

作り方（作りやすい分量）

26〜29ページの「りんごの酵素シロップ」と同様に作る。

＊道具類は25ページを参照。

Part 3

ダイエットを始めよう

Part 3

自分に合わせたプランを選ぼう！

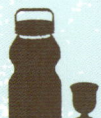

ダイエットというと、「食事を抜く」とか「食べる量を減らす」というようなイメージを持つ方もいるかもしれません。でも、私の提案する酵素シロップを使ったダイエットプランは、体に必要な酵素をシロップや生野菜で補いながら、無理なく胃腸を休ませて代謝を活性化させ、やせやすい体を作ろうとするもの。朝は酵素水や酵素スムージーだけですが、昼と夜は食前に酵素スムージーを飲めば、普通に食事ができるダイエット法です。

ここでは、生活パターンや、それまでの食生活の傾向などに合わせて選べるように、3つのダイエットプランを用意しました。やせたい一心で最初からハードルの高いものを選ばず、無理のない範囲で始めてみましょう。

ビギナープラン

ファスティングに興味はあるけれど、ハードルが高そう……と思う人や、少しだけ試してみたい人向けのプラン。

ちょっと試してみたい人に

→ TYPE 1

スタンダードプラン

マイナス目標値２～３kg。体をすっきりさせて、酵素やローフードを生活に取り入れたい人向けのプラン。

ダイエットに興味のある人に

→ TYPE 2

ファスティングプラン

マイナス目標値5kg以上。集中的にダイエットしたい人や、体をきれいにデトックスしたい人向けのプラン。

本格的にデトックスしたい人に

→ TYPE 3

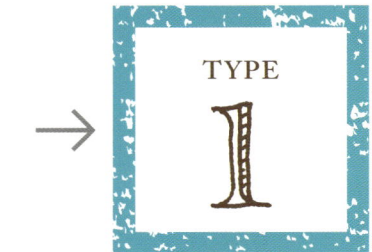

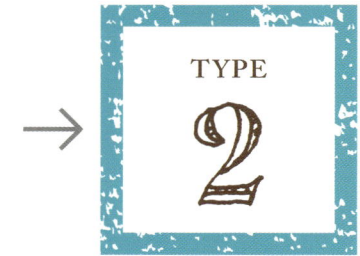

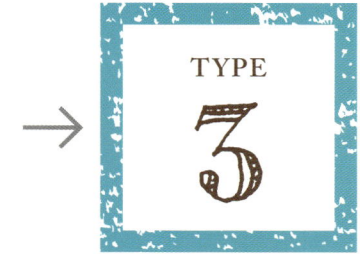

TYPE 1 ビギナープラン

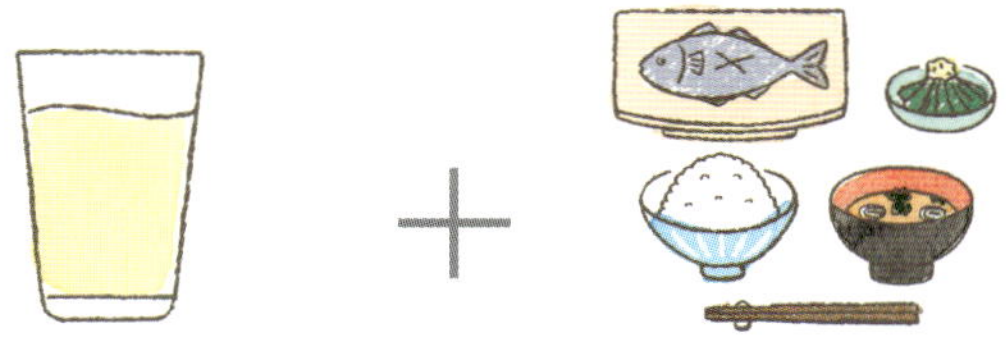

酵素水　＋　ふつうの食事

朝起きてすぐに酵素水を飲み、30分以上時間をあけ、朝食にくだものを食べます。酵素水とは、手作りの酵素シロップ30mℓを水470mℓで薄めたもの。排泄の時間帯である午前中にエネルギーが消化に使われてしまわないようにできるだけ朝食はくだものだけにします。お昼以降はふつうに食事をします。

＊朝、スムージーを作る時間的余裕のない人はまずこのプランから始めるとOK。

TYPE 2 スタンダードプラン

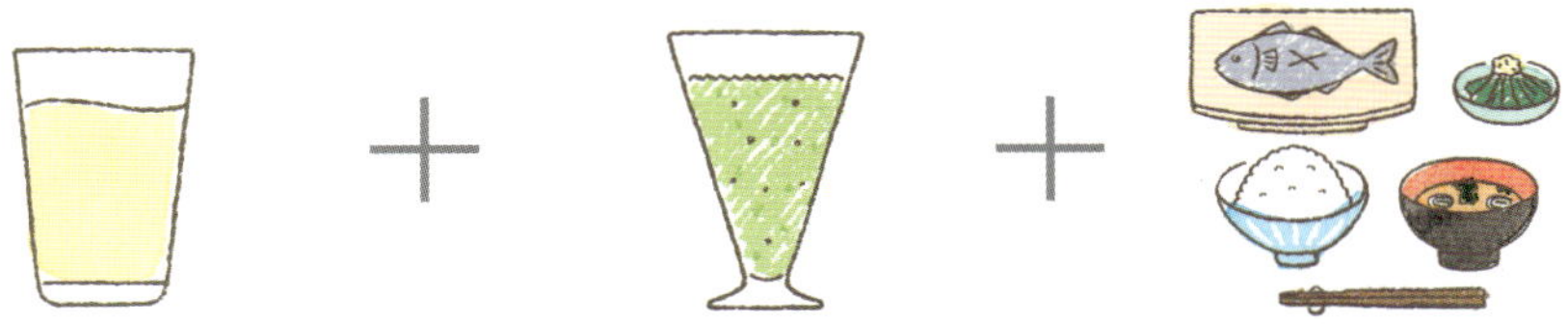

酵素水　＋　酵素スムージー　＋　ふつうの食事

ビギナープランからもう一歩踏み込んで効果を実感したい人に。朝の酵素水に加え、１日３回スムージーを飲むプラン。昼と夜は食前にスムージーを飲みます。酵素スムージーは朝、その日１日の１ℓ分をまとめて作ります。

朝　酵素水と酵素スムージー500mℓずつ

昼　昼食の15〜30分前を目安に
酵素スムージー250mℓを飲んだあとふつうの昼食

夜　夕食の15〜30分前を目安に
酵素スムージー250mℓを飲んだあとふつうの夕食

＊朝は、酵素水を飲んで、30分〜１時間たってから酵素スムージーを飲むこと。
＊朝の酵素スムージー500mℓは、午前中のうちに何度かに分けて飲めばOK。
＊できるだけ夜８時までに夕食を食べ終わる（寝る３〜４時間前までに食べ終えることで、睡眠中の代謝酵素の活動を妨げない）。

? 酵素スムージーって何？

A　酵素シロップと生のくだものたっぷりのドリンク

旬のくだものや野菜をミキサーで混ぜたスムージーに、500mℓあたり大さじ1/2杯ほどの酵素シロップのしぼりかすを加えたもの（レシピは40ページ〜参照）。

TYPE 3 ファスティングプラン

１セット１週間で消化器官を休ませるデトックスプラン。１～５日目はスタンダードプランを行い、６日目にファスティングを取り入れ、７日目に復食をとります。６～７日目を土日などの休日に設定するのがおすすめ。３週間続けると、効果が期待できます。

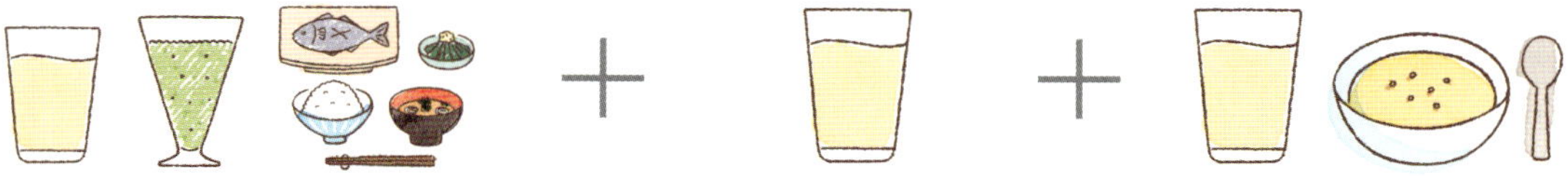

スタンダード　＋　ファスティング　＋　復食

朝	酵素水を２ℓ作る （酵素シロップ400mℓに対し、水1600mℓで希釈）。
昼	朝作った酵素水の残りをお腹がすいたら飲む。 夜までかけて、数回に分けて飲むこと。
夜	朝作った酵素水の残りを20時までに飲みきる。

＊いきなりファスティングをするのはNG。ビギナープランやスタンダードプランで体が慣れてきてから、取り入れましょう。
＊スタンダードプランの日は37ページに沿って、食事をしましょう。

ファスティングジュースの紹介

右：３年以上熟成発酵させた酵素乳酸菌ドリンク。ファストザイム（900mℓ）15750円／グローリー・インターナショナル。左：原液酵素100%、約60種類の野菜・果物と50種類の乳酸菌・酵母で発酵熟成させたマナ酵素。マナ酵素（500mℓ）8900円／ファスティングライフ。ともに問合わせはATTIVAローフードスクール：03 - 5787 - 5638

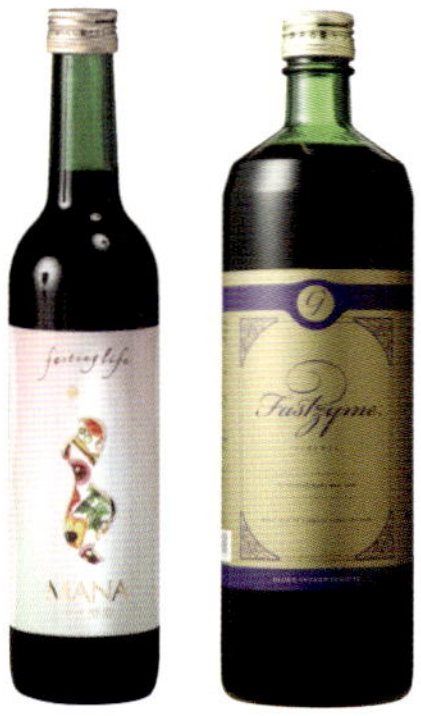

ファスティングって何？

A 酵素や栄養素を取り入れながら、消化器を休ませることで、すべての体内酵素を代謝酵素に回すこと。老廃物や毒素の排泄を高め、デトックスや脂肪燃焼などさまざまな効果がある。

週	日	曜日	MENU
1week	1	月	スタンダード
	2	火	スタンダード
	3	水	スタンダード
	4	木	スタンダード
	5	金	スタンダード
	6	土	ファスティング
	7	日	復食
2week	8	月	スタンダード
	9	火	スタンダード
	10	水	スタンダード
	11	木	スタンダード
	12	金	スタンダード
	13	土	ファスティング
	14	日	復食
3week	15	月	スタンダード
	16	火	スタンダード
	17	水	スタンダード
	18	木	スタンダード
	19	金	スタンダード
	20	土	ファスティング
	21	日	復食

朝	酵素水を起きてすぐに飲む(酵素シロップ30mℓを水470mℓで希釈)。 30分～1時間たってから、酵素スムージー500mℓを午前中に飲む。
昼	酵素スムージー500mℓまたはロースープを飲む。
夜	酵素スムージー500mℓまたはロースープを飲む。

3週間やると効果が出やすい!!

ファスティングの4つのポイント

1 意識して水を飲むようにしましょう

ファスティング中は、普段の食事からとっている水分がとれなくなるので、意識的に水分補給を。ミネラル水や浄水器の水を飲みましょう。

2 ファスティング日と復食日はゆったりと

重労働やスポーツ、長風呂や夜更かしなど、体に負担のかかることはやめて、自宅でゆっくり過ごしましょう。散歩程度の運動はOKです。

3 ファスティング前日は食事に注意

前日の夕食メニューは、脂っこいものや刺激物を避け、量も控えめに。ファスティング中はアルコールやカフェイン、アメやガムもNGです。

4 復食メニューにも注意しましょう

デトックスされた消化器官は、やさしい食事でケアを。復食メニューは酵素水や酵素スムージー、非加熱のロースープがおすすめ。

スムージーレシピ

Smoothie

お肌も喜ぶ！

ベリースムージー

いちご・ブルーベリーのビタミンCと、ブルーベリーのポリフェノール（アントシアニン）の抗酸化力で美白に！
また、アントシアニンは肌のターンオーバーのリズムを整えてくれる。

甘酸っぱく、意外と満腹感のあるスムージー。

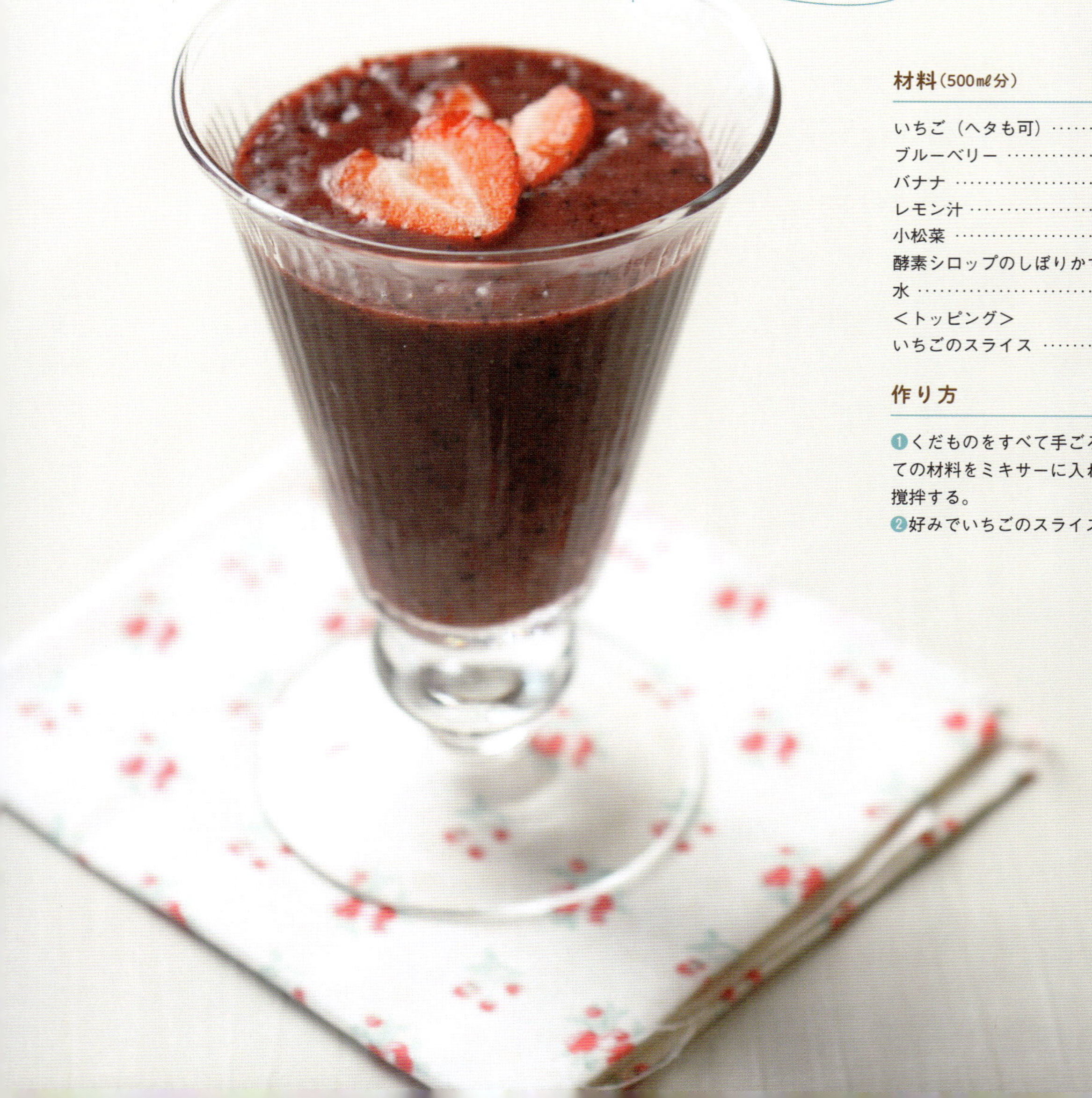

材料（500㎖分）

いちご（ヘタも可）	180 g
ブルーベリー	80 g
バナナ	1本
レモン汁	小さじ2
小松菜	1株
酵素シロップのしぼりかす	大さじ½
水	50 ㎖
＜トッピング＞	
いちごのスライス	適宜

作り方

1. くだものをすべて手ごろな大きさに切り、すべての材料をミキサーに入れ、なめらかになるまで攪拌する。
2. 好みでいちごのスライスを飾る。

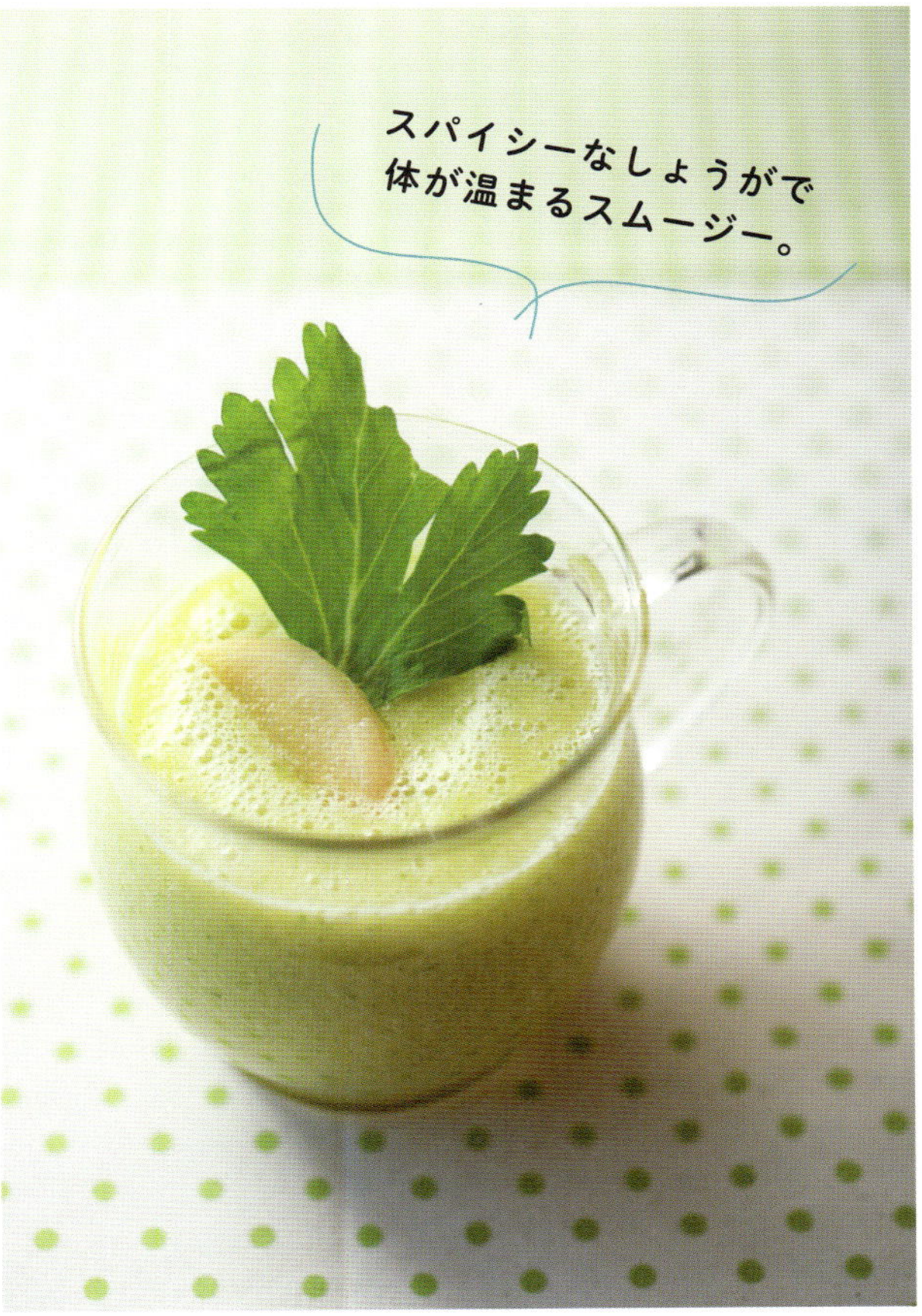
スパイシーなしょうがで
体が温まるスムージー。

冷えを撃退！

血行促進スムージー

しょうがの発汗・加温作用が冷えを解消してくれる。
グレープフルーツとパイナップルには
血行を促進してくれるビタミンCが豊富。

材料（400mℓ分）

グレープフルーツ……………… 1個
パイナップル…………………… ⅛個
セロリ（茎）…………………… 4cm
セロリ（葉）……………… 1～2枚
おろししょうが…………小さじ1～2
（お好みの量）
酵素シロップのしぼりかす……小さじ1
<トッピング>
しょうがのスライス、セロリの葉…適宜

作り方

❶くだものをすべて手ごろな大きさに切り、すべての材料をミキサーに入れ、なめらかになるまで撹拌する。
❷好みでしょうがのスライス、セロリの葉を飾る。

疲れた体に！

トロピカルスムージー

パイナップルのクエン酸が疲れをとってくれる。
炭水化物をエネルギーに変えるときに必要な
ビタミンB_1が豊富。

材料（600mℓ分）

マンゴー……………………… 2個
パイナップル………………… ¼個
ベビーリーフ………………… 20g
香菜（パクチー）…………… 5g
ココナッツミルク…………… 60mℓ
酵素シロップのしぼりかす……大さじ½
水……………………………… 50mℓ
<トッピング>
マンゴーのスライス、香菜（パクチー）、
ココナッツミルク……………適宜

作り方

❶くだものをすべて手ごろな大きさに切り、すべての材料をミキサーに入れ、なめらかになるまで撹拌する。
❷好みでマンゴーのスライス、香菜を飾り、ココナッツミルクを流し入れる。

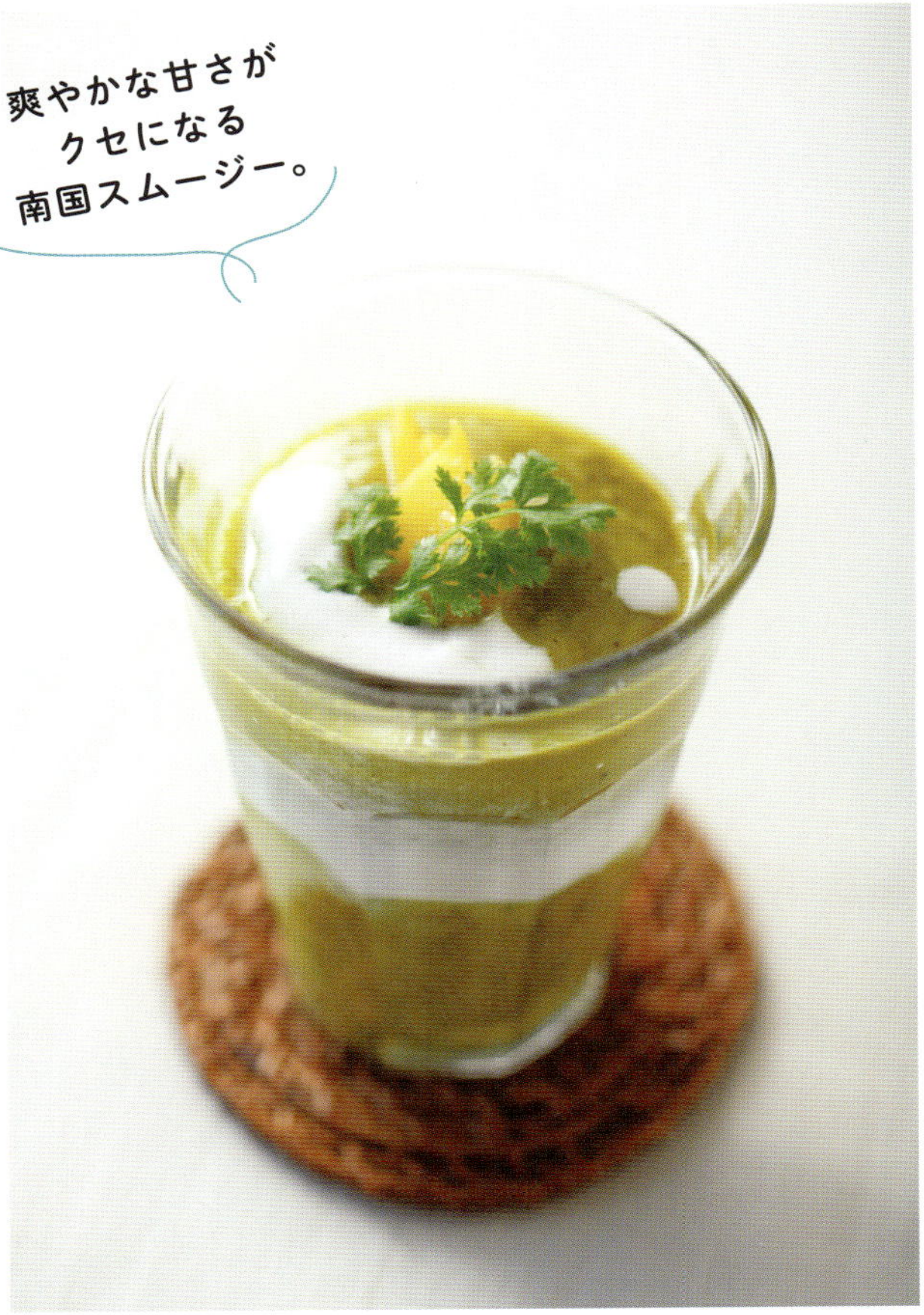
爽やかな甘さが
クセになる
南国スムージー。

風邪にうれしい

梨とりんごの シャリシャリスムージー

梨とりんごの食感が残るスムージー。
風邪のときに飲みたくなるような味わい。

材料（300mℓ分）

梨 …………………………… 1個
りんご ……………………… 1個
水菜 ………………………… ½把
酵素シロップのしぼりかす …小さじ1
水 ………………………… 50 mℓ
＜トッピング＞
りんごの酵素シロップのしぼりかす
……………………………適宜

作り方

❶くだものをすべて手ごろな大きさに切り、すべての材料をミキサーに入れ、なめらかになるまで撹拌する。
❷好みでりんごの酵素シロップのしぼりかすを飾る。

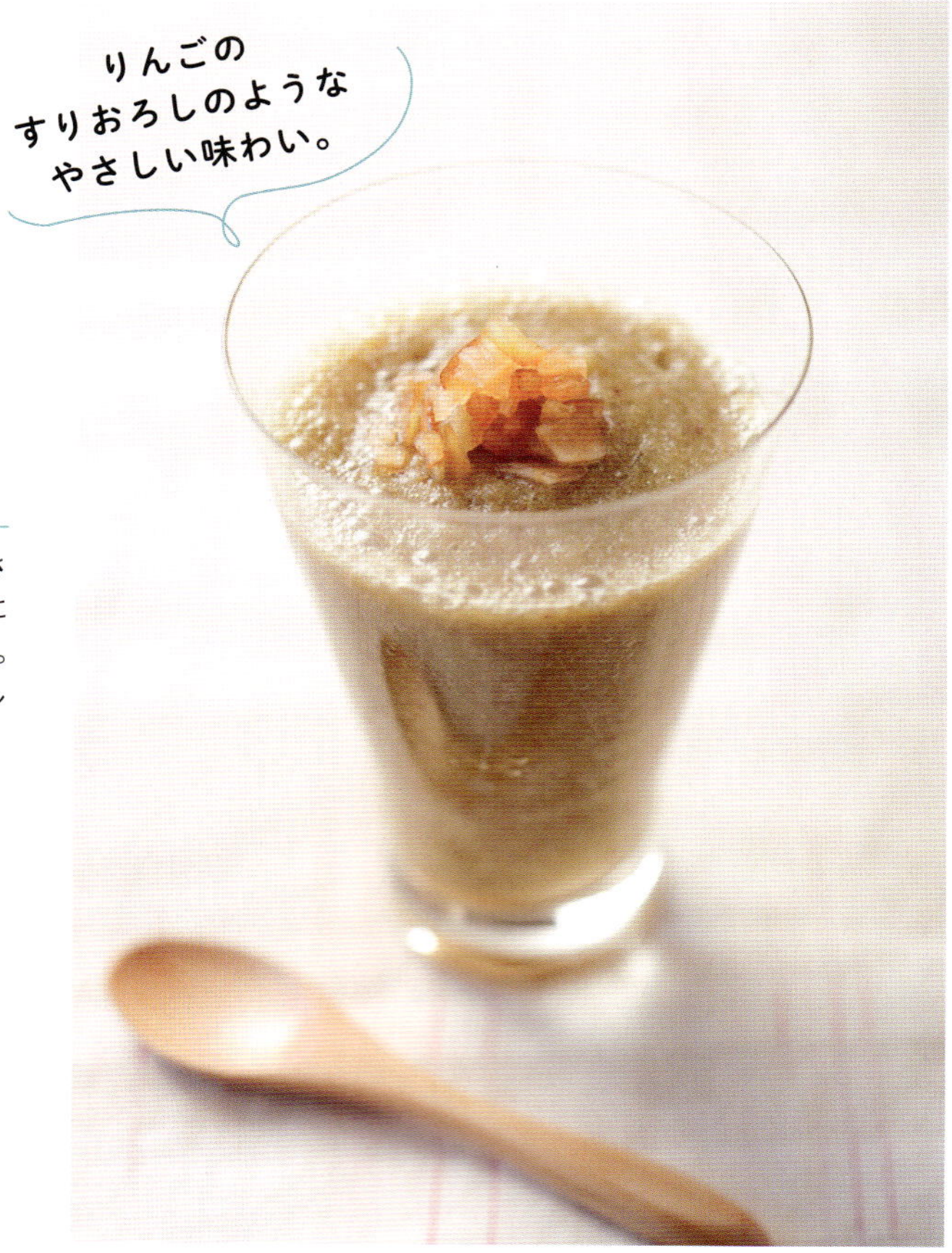
りんごの
すりおろしのような
やさしい味わい。

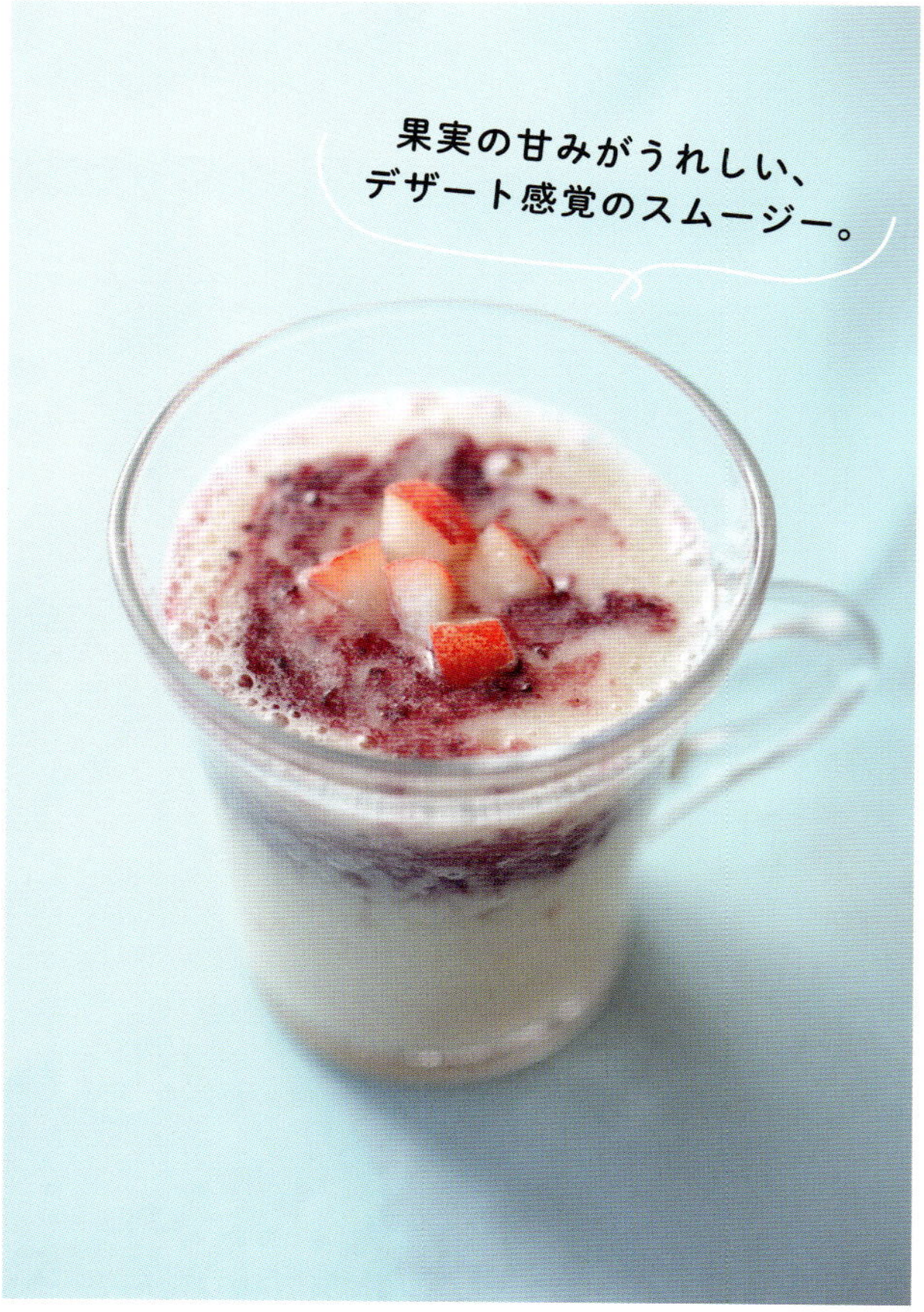
果実の甘みがうれしい、
デザート感覚のスムージー。

甘いものが欲しいときに

桃とバナナの スイーツスムージー

桃は皮ごと入れるのがポイントです。
お腹に溜まるずっしり感もうれしい。

材料（400mℓ分）

桃 …………………………… 1個
バナナ ……………………… 1本
酵素シロップのしぼりかす ……大さじ1
水 ……………………… 50～100 mℓ
（桃の水分量によって調整する）
＜トッピング＞
グレープソース（ぶどうとはちみつをミキサーにかけたもの）……………適宜
細かく切った桃 ………………適宜

作り方

❶くだものをすべて手ごろな大きさに切り、すべての材料をミキサーに入れ、なめらかになるまで撹拌する。
❷好みでグレープソースをかけ、細かく切った桃を飾る。

ぶどうのみずみずしさを
感じられるスムージー。
くだものも青野菜もたっぷり！

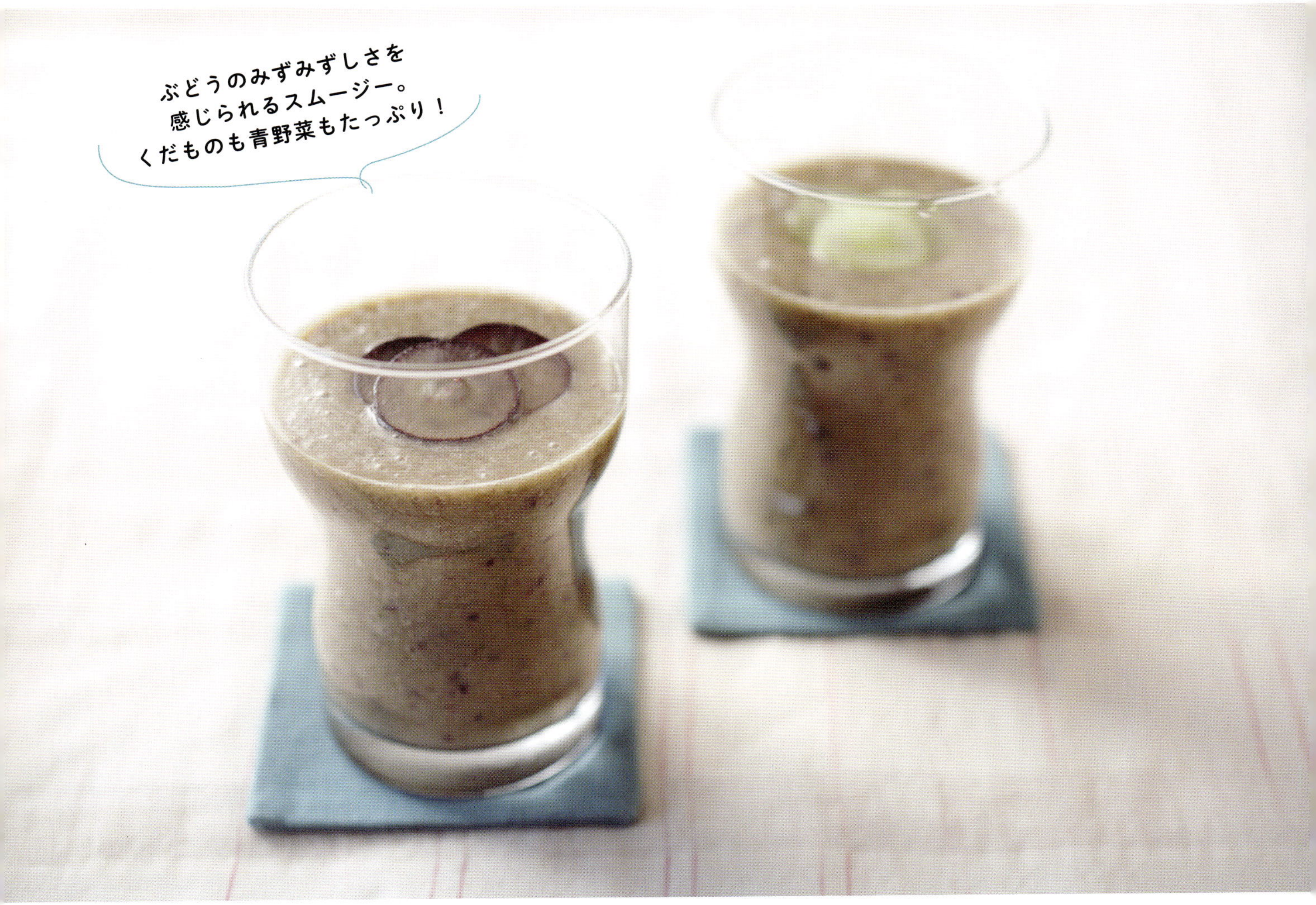

疲れを癒す！
バナナとぶどうと
チンゲンサイのスムージー

秋の恵みがたっぷりのスムージー。
マスカットや巨峰は大きさによって
個数を調整してください。

材料（250ml分）

バナナ	1本
マスカット	10個
巨峰	5個
チンゲンサイ（葉）	3〜4枚
酵素シロップのしぼりかす	小さじ1
水	50ml
<トッピング>	
薄くスライスしたぶどう	適宜

作り方

❶くだものをすべて手ごろな大きさに切り、すべての材料をミキサーに入れ、なめらかになるまで撹拌する。
❷好みで薄くスライスしたぶどうを飾る。

頭すっきり！

梨と大葉のスムージー

大葉にパセリと、香り野菜がポイントのスムージー。
飲み終わるとどこかすっきりとした気分に。

大葉の苦味が
ちょっと大人な
スムージー。

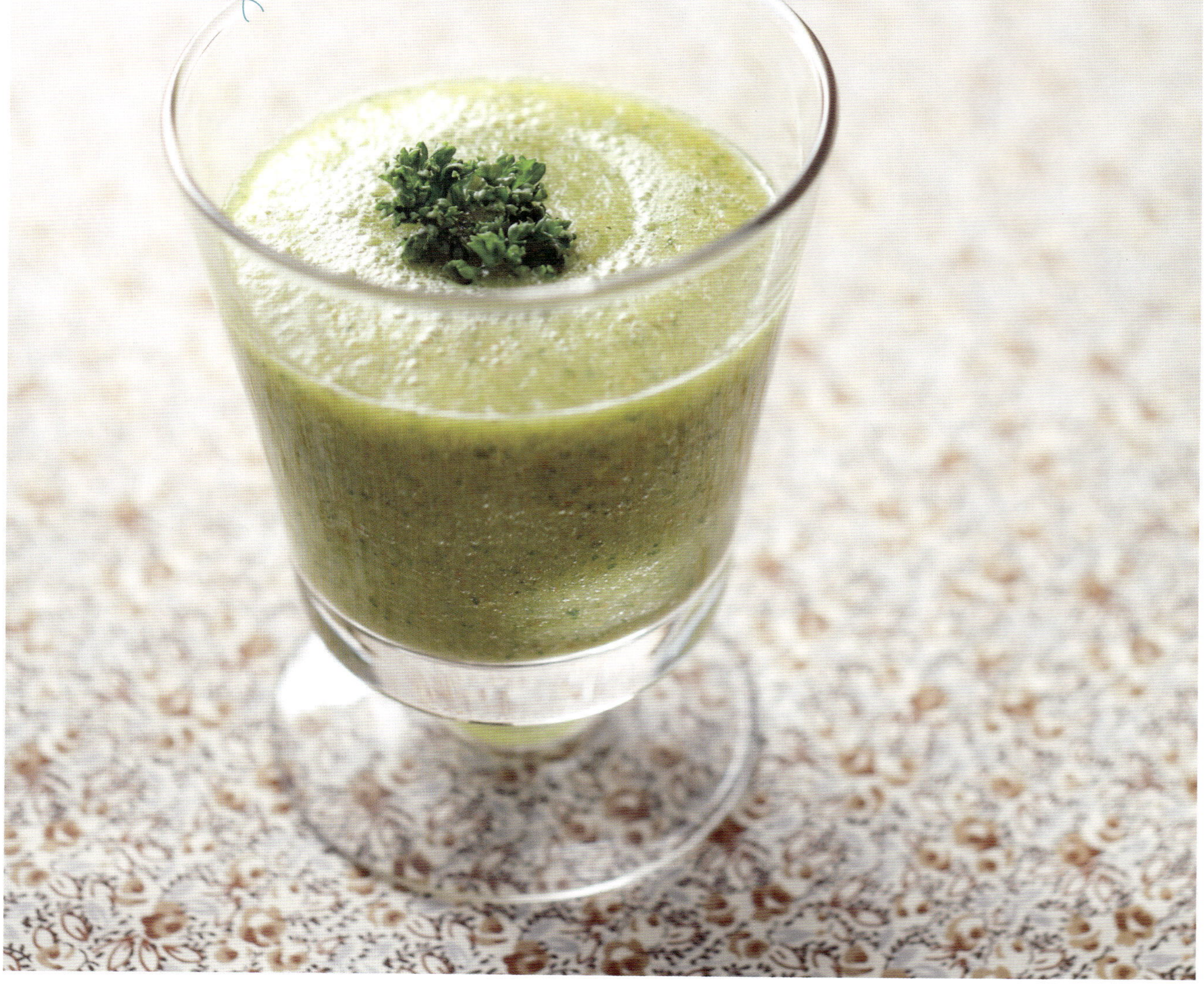

材料（400㎖分）

梨 …… 1個
オレンジ …… 1個
大葉 …… 5枚
パセリ …… ひとつまみ
レモン …… ¼個
酵素シロップのしぼりかす …… 大さじ½
<トッピング>
刻んだパセリ …… 適宜

作り方

1. 材料をすべて手ごろな大きさに切り、ミキサーに入れ、なめらかになるまで撹拌する。
2. 好みで刻んだパセリを飾る。

> 酸味たっぷりの
> スムージーは、
> 朝の目覚めにも
> よさそう。

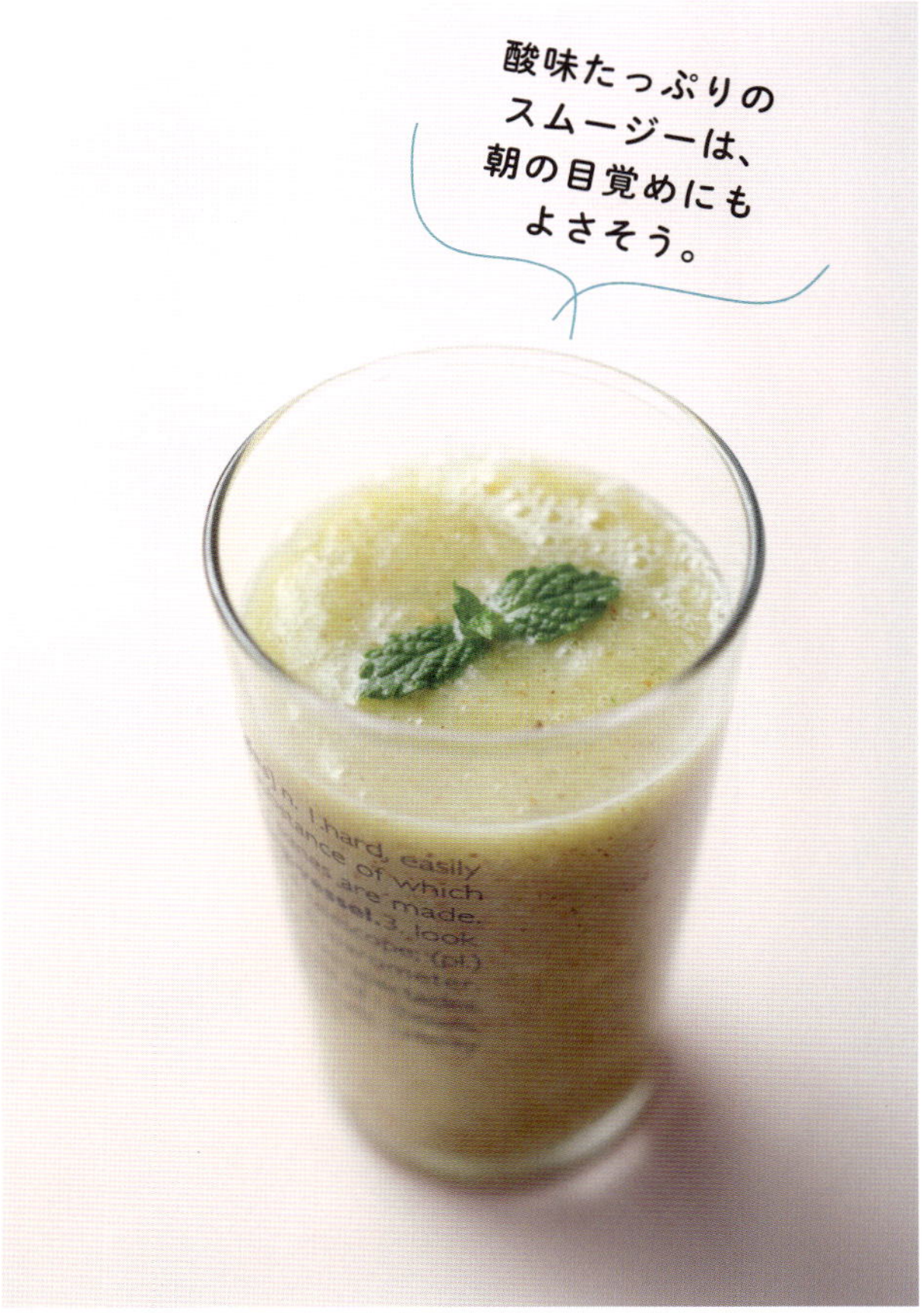

頭痛にやさしい！
リラックススムージー

ミントのメントールとミントポリフェノールの
抗酸化の働きで、頭痛をやわらげます。
グレープフルーツ１個分でビタミンＣの
１日の所要量の８０％を摂取できるのもうれしい。

材料（500ml分）

グレープフルーツ	2個
キウイフルーツ（皮つき）	2個
ミント	15〜20枚
酵素シロップのしぼりかす	大さじ½
<トッピング>	
ミント	適宜

作り方
❶材料をすべて手ごろな大きさに切り、ミキサーに入れ、なめらかになるまで撹拌する。
❷好みでミントの葉を飾る。

> ビタミンカラーの
> ほんのり甘い
> スムージー。

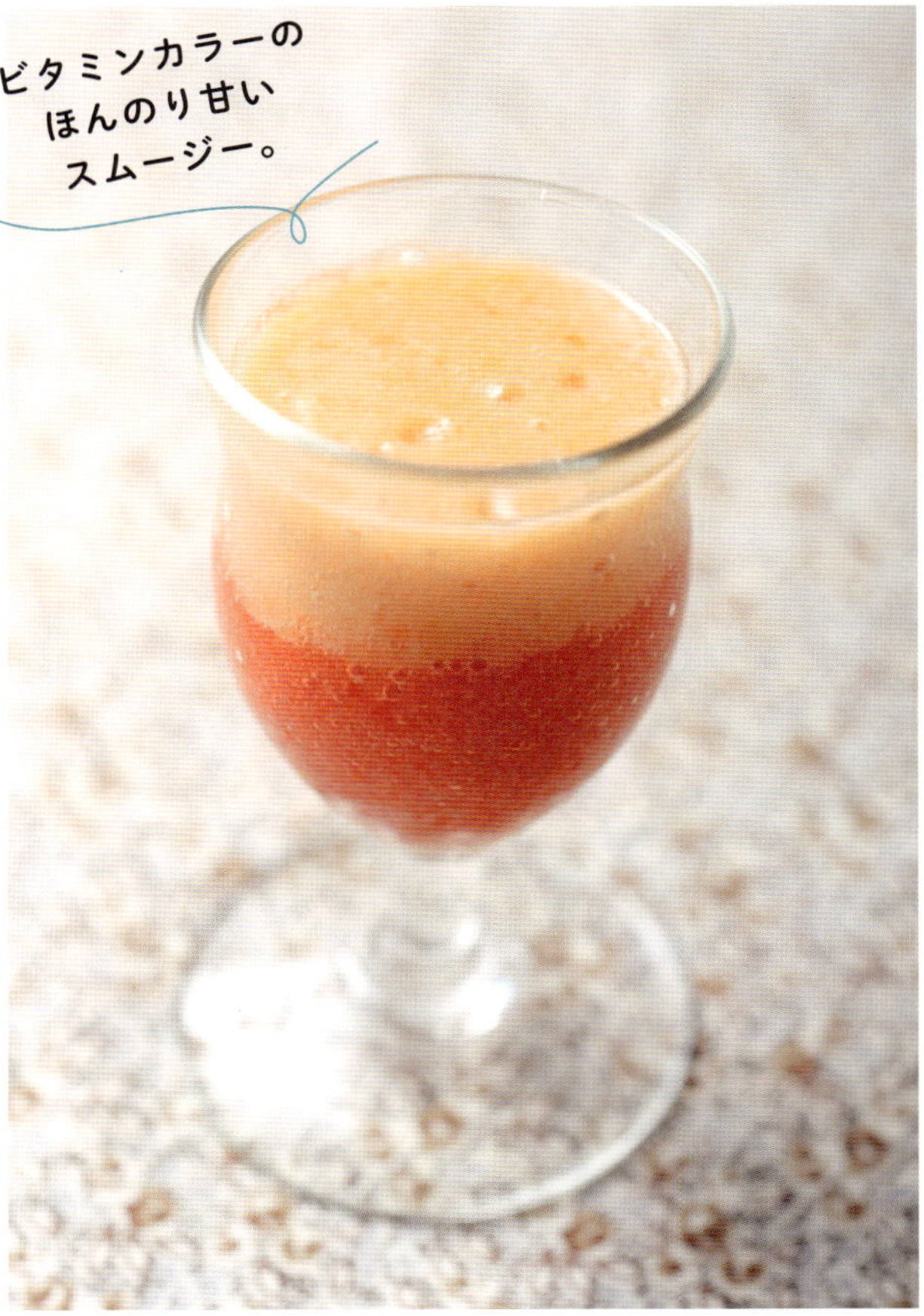

秋の恵みがたっぷり
秋色２色スムージー

見た目鮮やかなミックススムージー。
柿はヘタと種をとって、皮ごと使ってください。

材料（350ml分）

<赤色のスムージー>

赤パプリカ	¾個
いちじく	2個
酵素シロップのしぼりかす	小さじ1

<オレンジのスムージー>

柿	½個
バナナ	1個
水	50ml

作り方
❶くだものをすべて手ごろな大きさに切り、すべての材料をミキサーに入れ、なめらかになるまで撹拌する（オレンジと赤色の材料ごとに２回行う）。
❷グラスに赤色のスムージーを注ぎ、その上にオレンジのスムージーを注ぐ。

ドレッシングとサラダのレシピ

Dressing & Salad

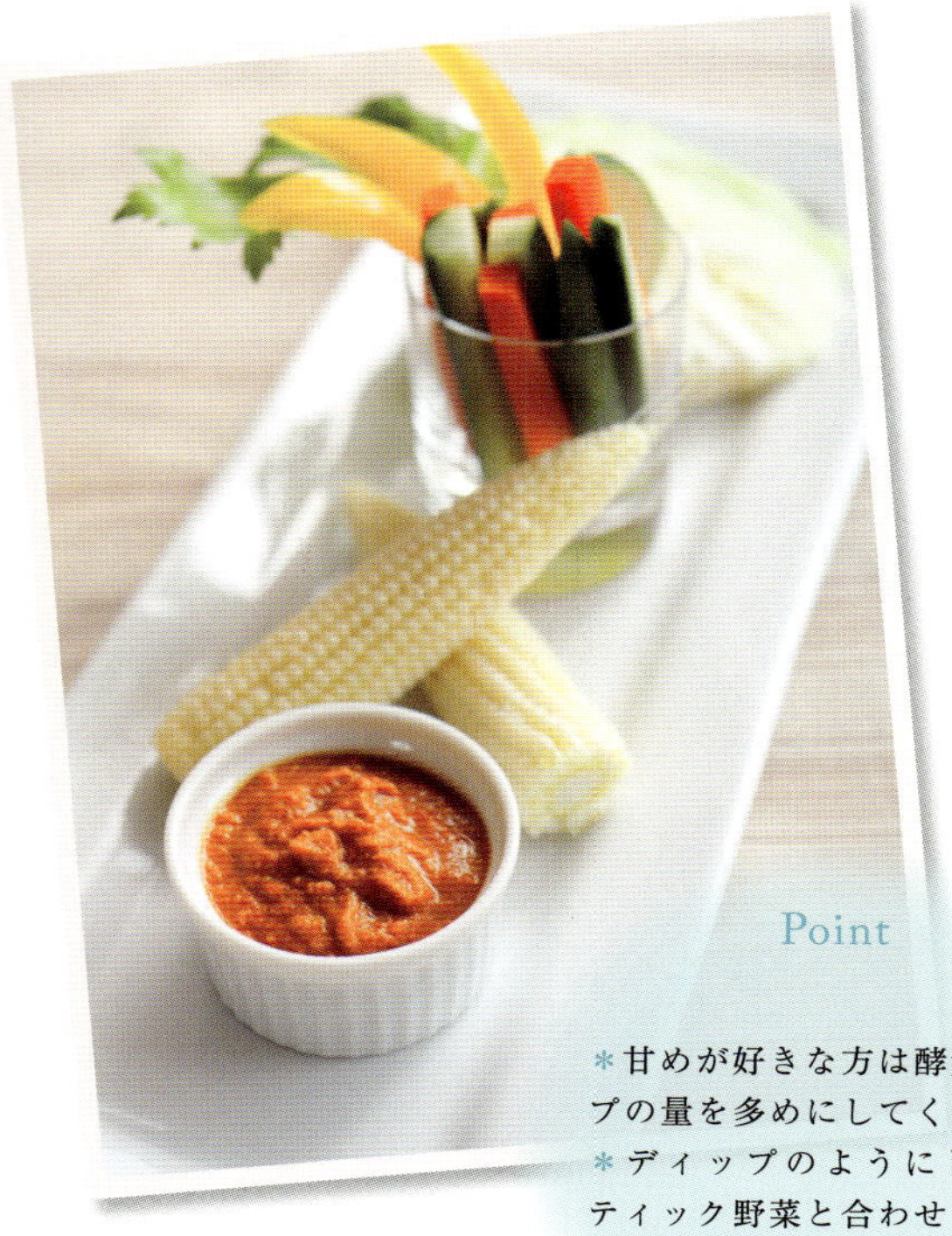

Point

＊甘めが好きな方は酵素シロップの量を多めにしてください。

＊ディップのようにして、スティック野菜と合わせていただくのもおいしいです。

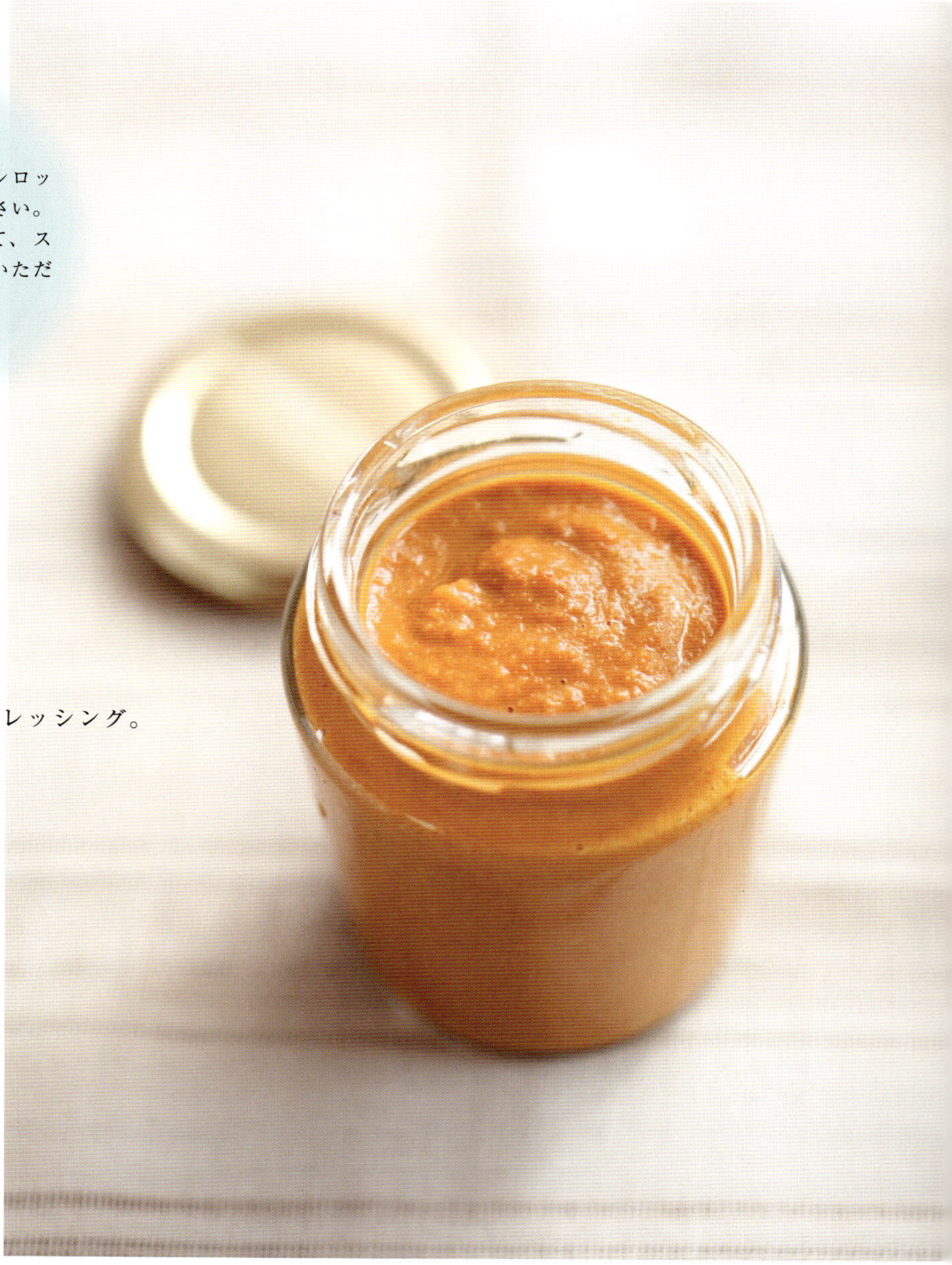

キャロットMISOドレッシング

重みのあるディップのような食感のドレッシング。
みそとにんじんの甘さが相性抜群！

材料（200㎖分）

にんじん……………………100ｇ
ミニトマト………8個（約70ｇ）
オリーブオイル…………大さじ3
みそ……………………大さじ3
柚子こしょう…………小さじ1
酵素シロップ…………小さじ2

作り方

❶にんじんはミキサーで撹拌しやすいように小さめに切る。
❷すべての材料をミキサーに入れて、撹拌する。

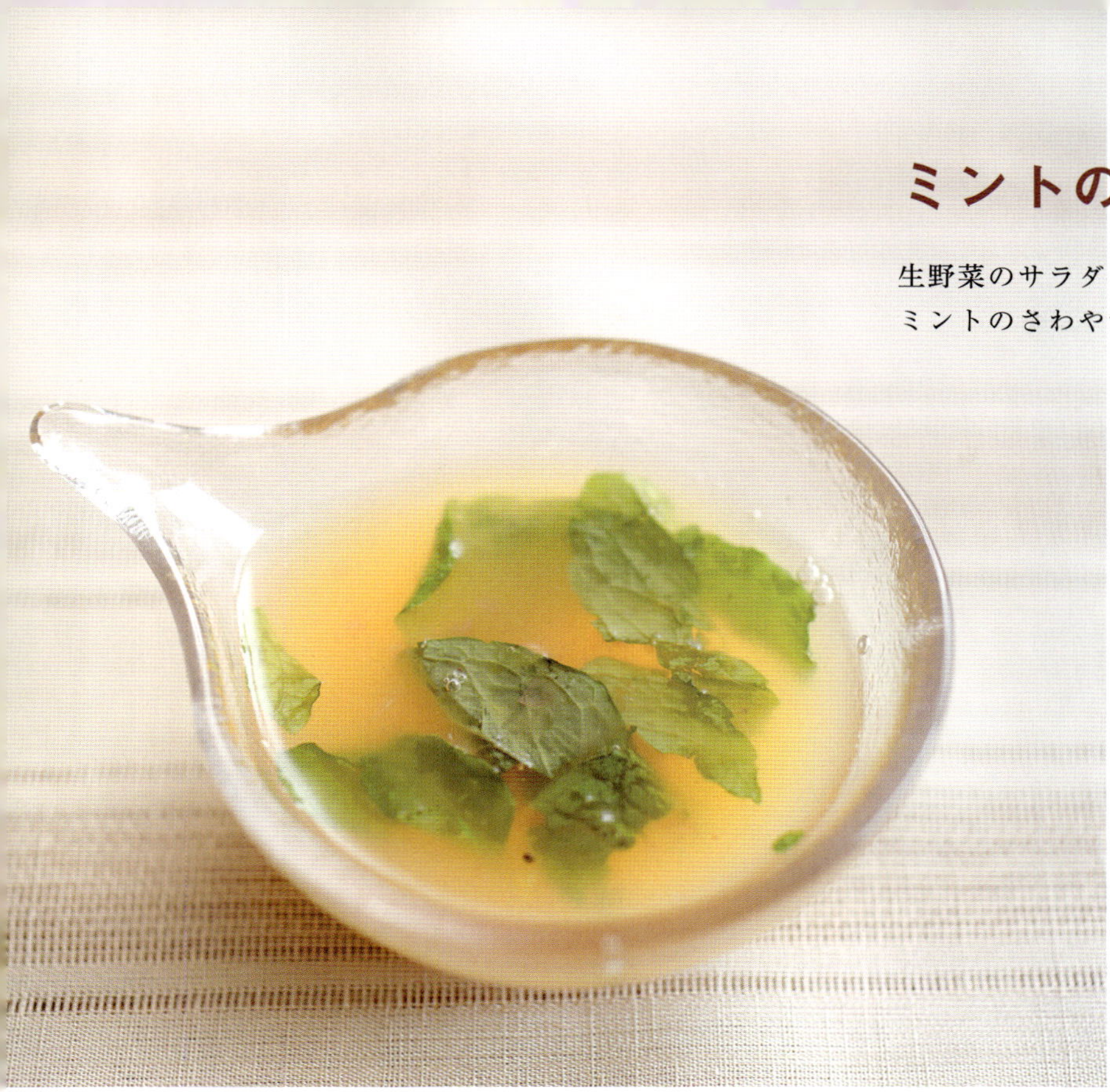

ミントのドレッシング

生野菜のサラダによく合うドレッシング。
ミントのさわやかな香りで、気分までさっぱりします。

材料（約150mℓ分）

ミントの葉 …………………… 約25枚
オレンジ果汁 ……………… 1個分
レモン汁 …………………… 1個分
酵素シロップ ………………小さじ1
※酵素シロップの代わりに生はちみつでも可。

作り方

1. ミントの葉は適当な大きさにちぎっておく。
2. オレンジ果汁、レモン汁と酵素シロップ、①を合わせる。

ミントのドレッシングを使って

フレッシュ・フルーツサラダ

フルーツと葉野菜がたっぷりとれる新感覚サラダ。
柑橘系のスイーツの酸味がベビーリーフやきゅうりとよく合います。

材料（3～4人分）

きゅうり …………………… ⅔～1本
セロリ（茎）………………約5cm
パイナップル ……………… ⅛個
グレープフルーツ（ルビー）… 1個
ゴールデンキウイ ………… 2個
アボカド …………………… ½個
ワインビネガー ……… 小さじ1
海塩 ……………………… 小さじ½
こしょう ………………………少々
ブルーベリー ………… ¼パック
海塩 ……………………………適量
酵素シロップ ………… 小さじ1
ベビーリーフ ……………… 45g
ミントのドレッシング ……… 適量
ミントの葉 …………………… 適量

作り方

1. きゅうりとセロリは、約5mmのスクエア（正方形）にカットする。
2. パイナップル、グレープフルーツ、キウイは5mmくらいの厚さで2～3cmにカットする。
3. アボカドは約1.5cmのスクエアにカットする。
4. ③のアボカドを別のボウルに入れ、ワインビネガーと海塩とこしょう少々入れ、アボカドの形が崩れない程度に軽く混ぜる。
5. ボウルに①と②とブルーベリーを入れ、よく混ぜる。
6. ⑤に海塩と酵素シロップを材料より少なめに入れる。味をみて必要な分量を足し、よく混ぜて5分ほど置く。
7. サラダ用のボウルか大皿に、ベビーリーフを敷く。（中央にフルーツを入れるので中央を空けて敷く）
8. 中央に⑥を立体的に盛る。
9. ⑧の上に、④のアボカドをのせ、ミントのドレッシングをまわしかける。仕上げにミントの葉を飾る。

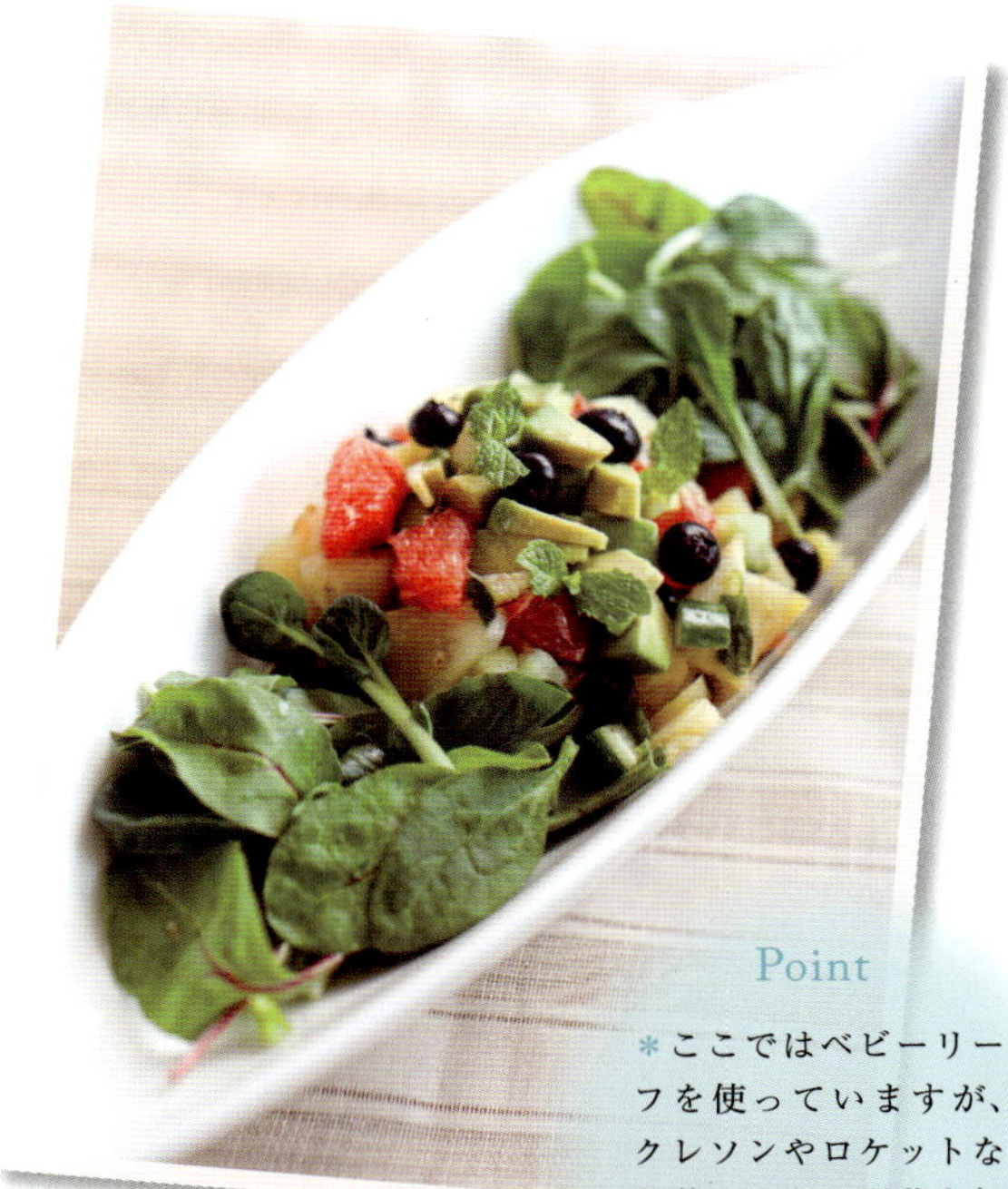

Point

＊ここではベビーリーフを使っていますが、クレソンやロケットなど苦みのある野菜を加えてもおいしいです。

中華風ジンジャードレッシング

マルチに活躍しそうな中華ドレッシング。
野菜がたくさん食べられそうなおいしさです。

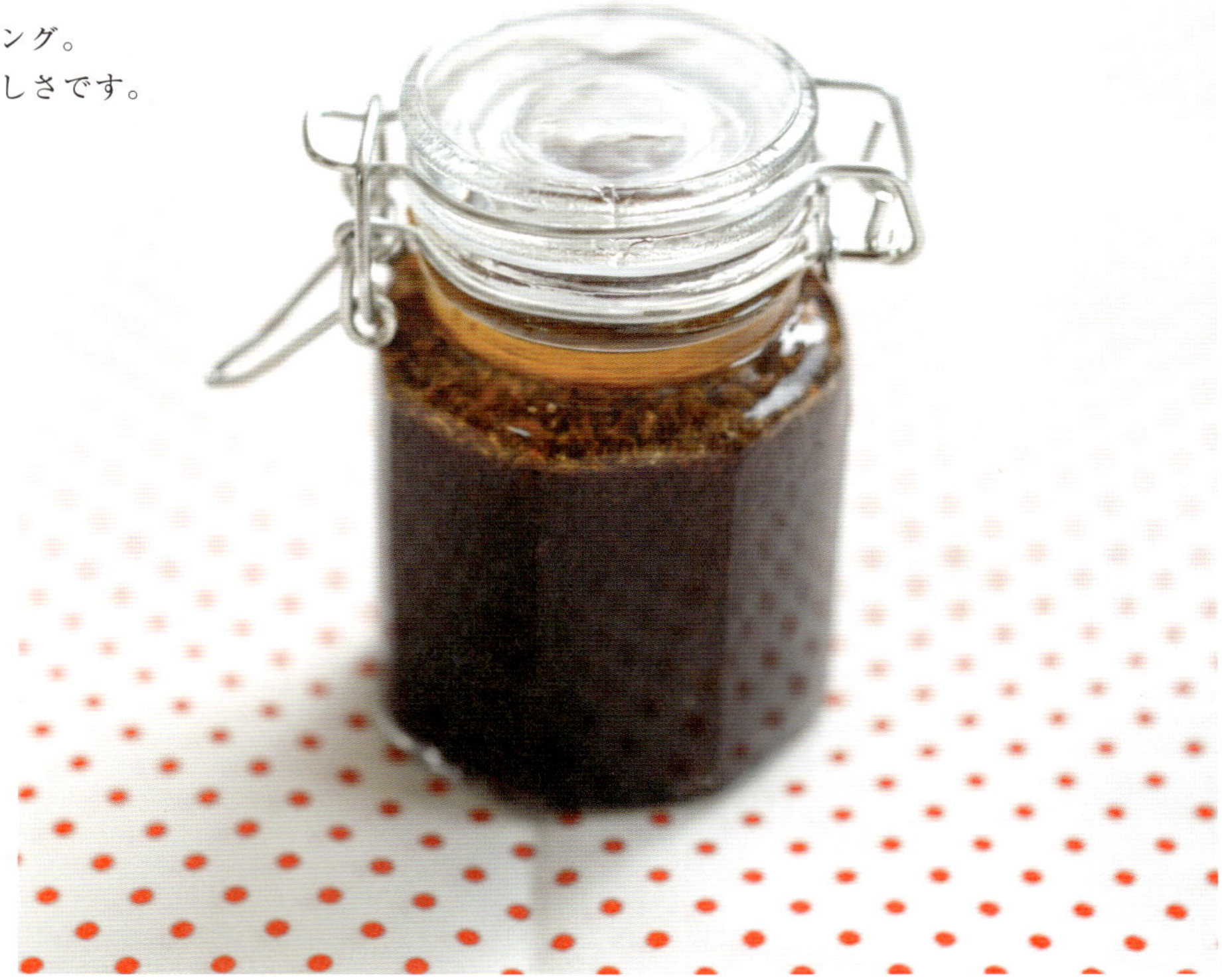

材料（作りやすい分量）

しょうがのすりおろし …………大さじ2
しょうゆ ……………………大さじ2
レモン汁 ……………………大さじ2
メイプルシロップ ……………大さじ2
ごま油 ………………………大さじ2
一味唐辛子 …………………… 少々
酵素シロップ ………………小さじ1

作り方

❶すべての材料をボウルに入れ、よくかき混ぜる。

Point

＊ナスは素揚げして使うことも多いですが、ここでは栄養をたっぷりいただくために、加熱せず、ドレッシングをしみ込ませていただきます。

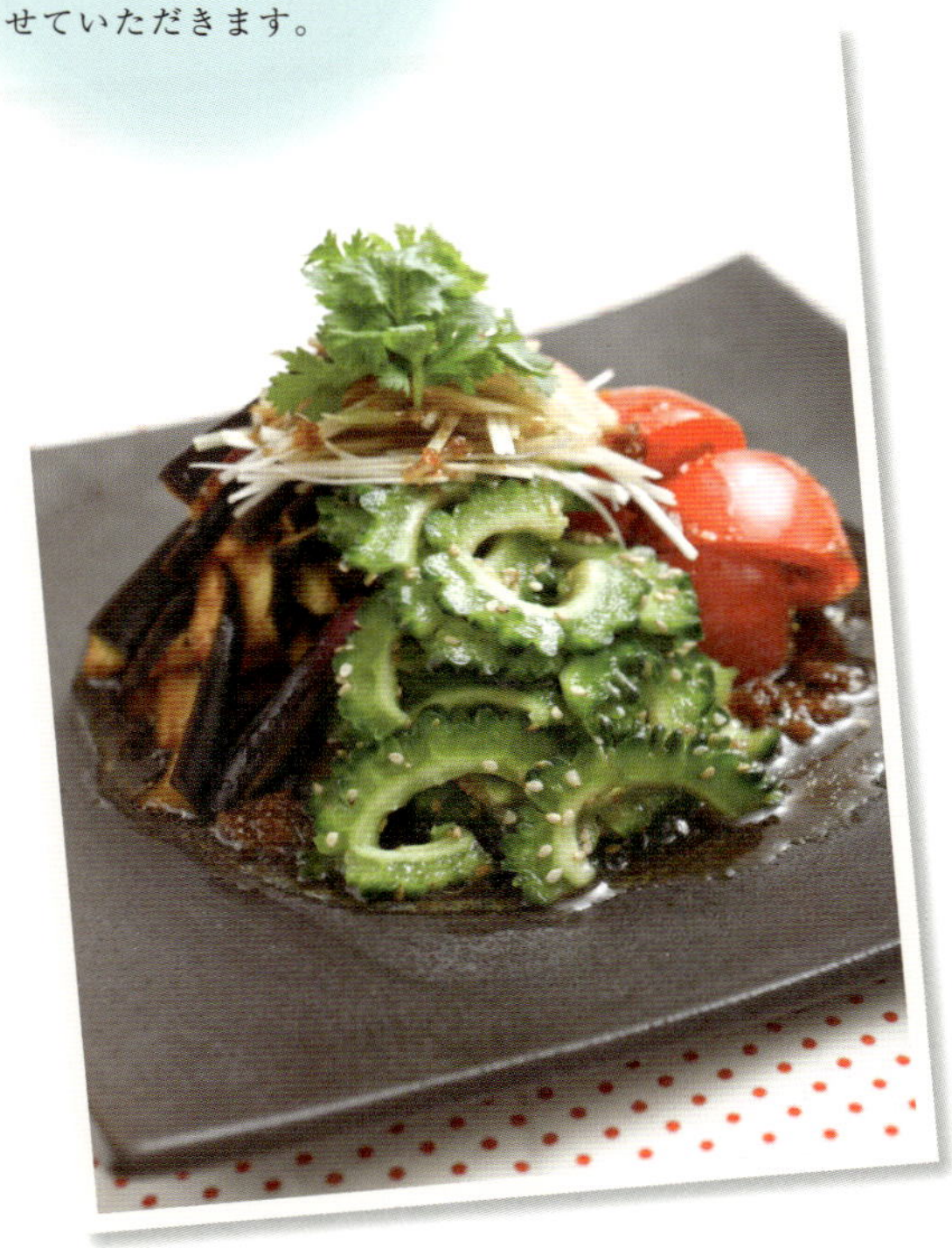

中華風ジンジャードレッシングを使って

ロー・ナスとゴーヤの中華風サラダ

彩りも美しい野菜のサラダ。
ローカロリーながら、食べごたえがあるうれしいメニュー。

材料（4人分）

ナス ……………………………2本
ゴーヤ …………………………1本
トマト（大）……………………2個
長ねぎ（白髪ねぎ用）…………10㎝
みょうが ………………………2本
香菜（パクチー）………………適量
塩 ………………………………適量
中華風ジンジャードレッシング ……60㎖
レモン汁 ……………………大さじ1

作り方

❶ナスを5㎜幅の食べやすい長さに切り、塩を小さじ½を振って15分ほど置く。水気が出てきたらなすの形をできるだけ崩さないように水気をしぼる。
❷中華風ジンジャードレッシング30㎖を、①のナスに和えて、ドレッシングが浸透するまで置く。
❸ゴーヤの種とわたを取り除き、5㎜幅くらいに切り、小さじ½の塩と大さじ1のレモン汁に漬けて軽くもみ、5～10分ほど置く。
❹トマトを8等分に切る。
❺ねぎは白髪ねぎにし、みょうがは千切りにする。
❻大皿に②のナス、③のゴーヤ、④のトマトを並べ、その上に⑤の白髪ねぎとみょうがをのせ、残りのジンジャードレッシングをかける。最後に香菜を飾る。

レッドオニオンのピンクドレッシング

かわいいベビーピンクの色の秘密は紫玉ねぎ！
酸味がしっかり効いた、サラダ向きのドレッシングです。

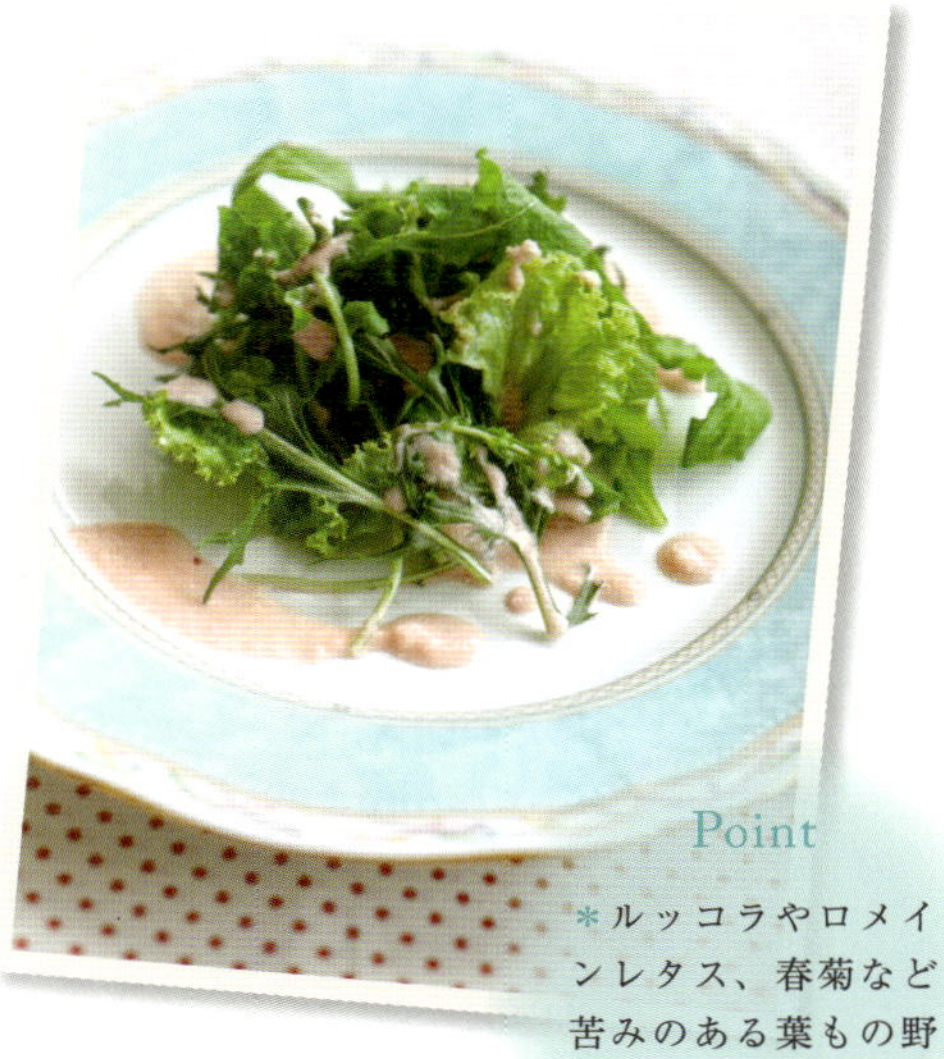

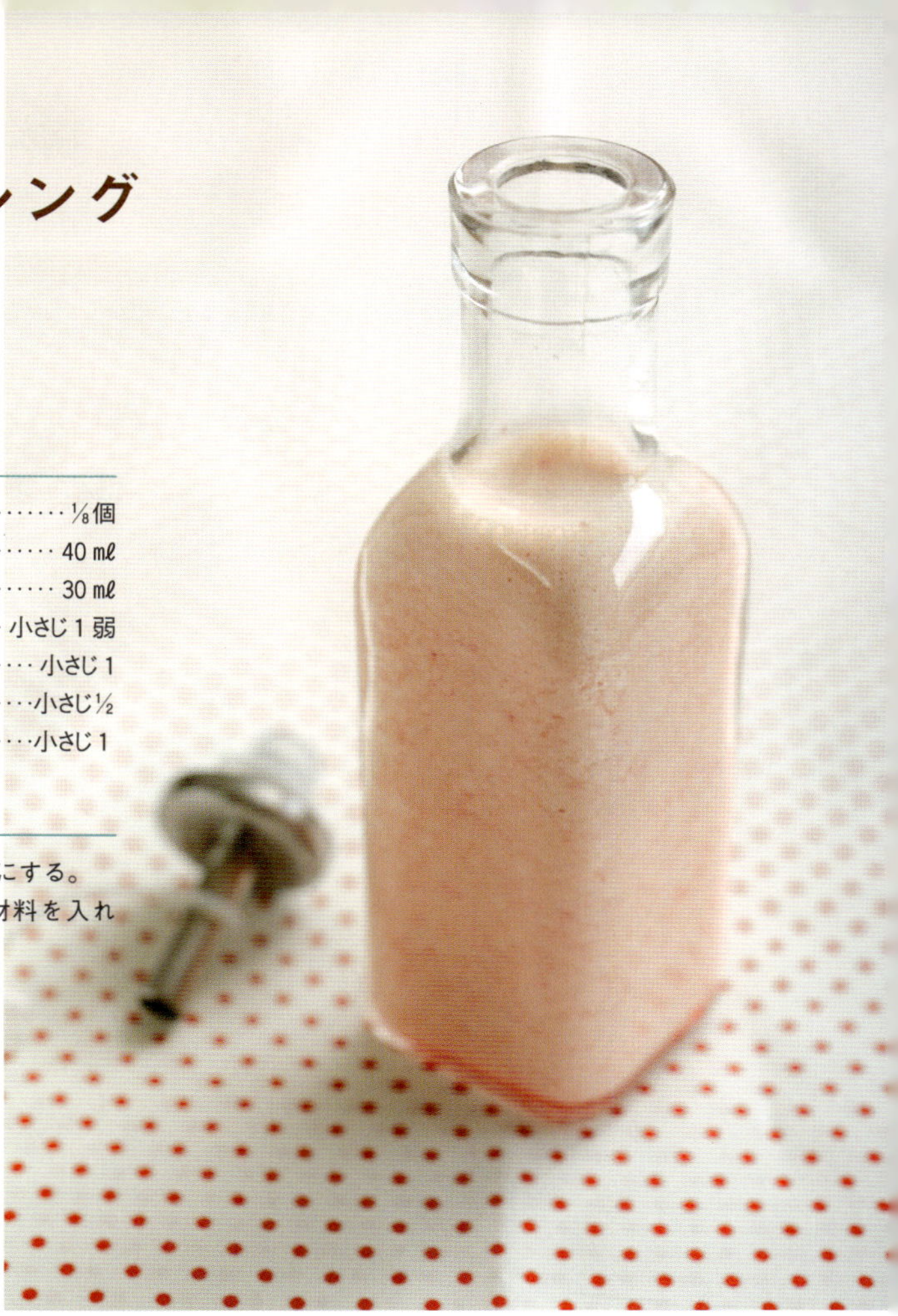

材料（100㎖分）

紫玉ねぎ……………………………⅛個
白ワインビネガー……………………40㎖
オリーブオイル………………………30㎖
粉末マスタード…………………小さじ1弱
レモン汁……………………………小さじ1
塩……………………………………小さじ½
酵素シロップ………………………小さじ1

作り方

❶紫玉ねぎをみじん切りにする。
❷ミキサーにすべての材料を入れて、攪拌する。

Point

＊ルッコラやロメインレタス、春菊など苦みのある葉もの野菜によく合います。

濃厚トマトドレッシング

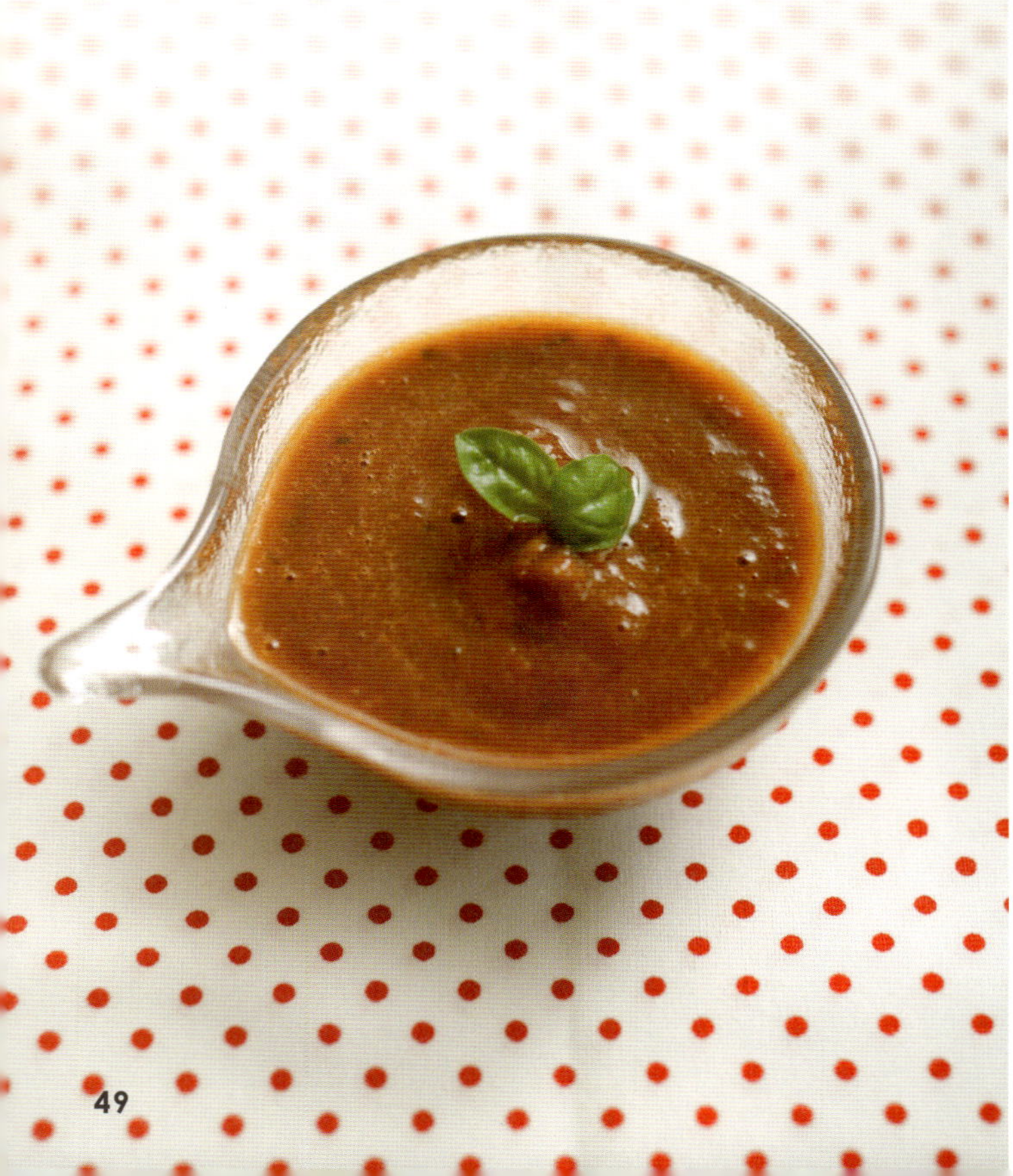

生とドライを両方使った、トマト好きにはうれしいドレッシング。
バルサミコ酢やバジルの風味でクセになる味に仕上がります。

材料（100㎖分）

ドライトマト……………………大さじ1
ミディトマト（プチトマトでも可）
……………………………………100 g
バジル（葉）………………………2枚
オリーブオイル…………………大さじ1
バルサミコ酢……………………大さじ1
レモン汁…………………………小さじ1
塩…………………………………小さじ½
カイエンペッパー…………………少々
酵素シロップ……………………小さじ1

作り方

❶ドライトマトはミキサーで粗めの粉状にしておく。
❷すべての材料をミキサーに入れて、攪拌する。

Point

＊ドライトマトが堅い場合は、少し水に漬けてやわらかくします。その後、水気をしぼり、粗みじん切りにしておくと、ミキサーで攪拌しやすくなります。

ほうれん草と小松菜のグリーンスープ

口の中に青菜の香りが広がるスープ。
アボカドがまろやかさをプラスしてくれます。

材料（560㎖分）

ほうれん草	2把
小松菜	2把
きゅうり	½本
セロリ（茎）	⅓本
アボカド	½個
レモン汁	大さじ1
野菜ブイヨン	½個
オリーブオイル	小さじ2
塩	少々
水	200㎖
酵素シロップ	小さじ1
＜トッピング＞	
パプリカ	適宜

作り方

❶野菜は手ごろな大きさに切っておく。
❷すべての材料をミキサーに入れ、なめらかになるまで撹拌する。
❷お好みで、細かく刻んだパプリカを飾る。

ロースープのレシピ

Raw Soup

スープを作る時の注意

★味の決め手になる、塩やしょうゆなどの調味料は、レシピの½〜⅔の量を入れ、撹拌する途中で味をみながら残りの調味料を足していってください。

★にんにく・しょうが・玉ねぎは、加熱をするとやわらかくなり、甘みが出ますが、生だと辛みが強いので、面倒でもミキサーにかける前にみじん切りやすりおろしにしておきましょう。また、調味料と同様にレシピの½〜⅔の量を入れ、撹拌する途中で味をみながら残りの調味料を足していくようにします。

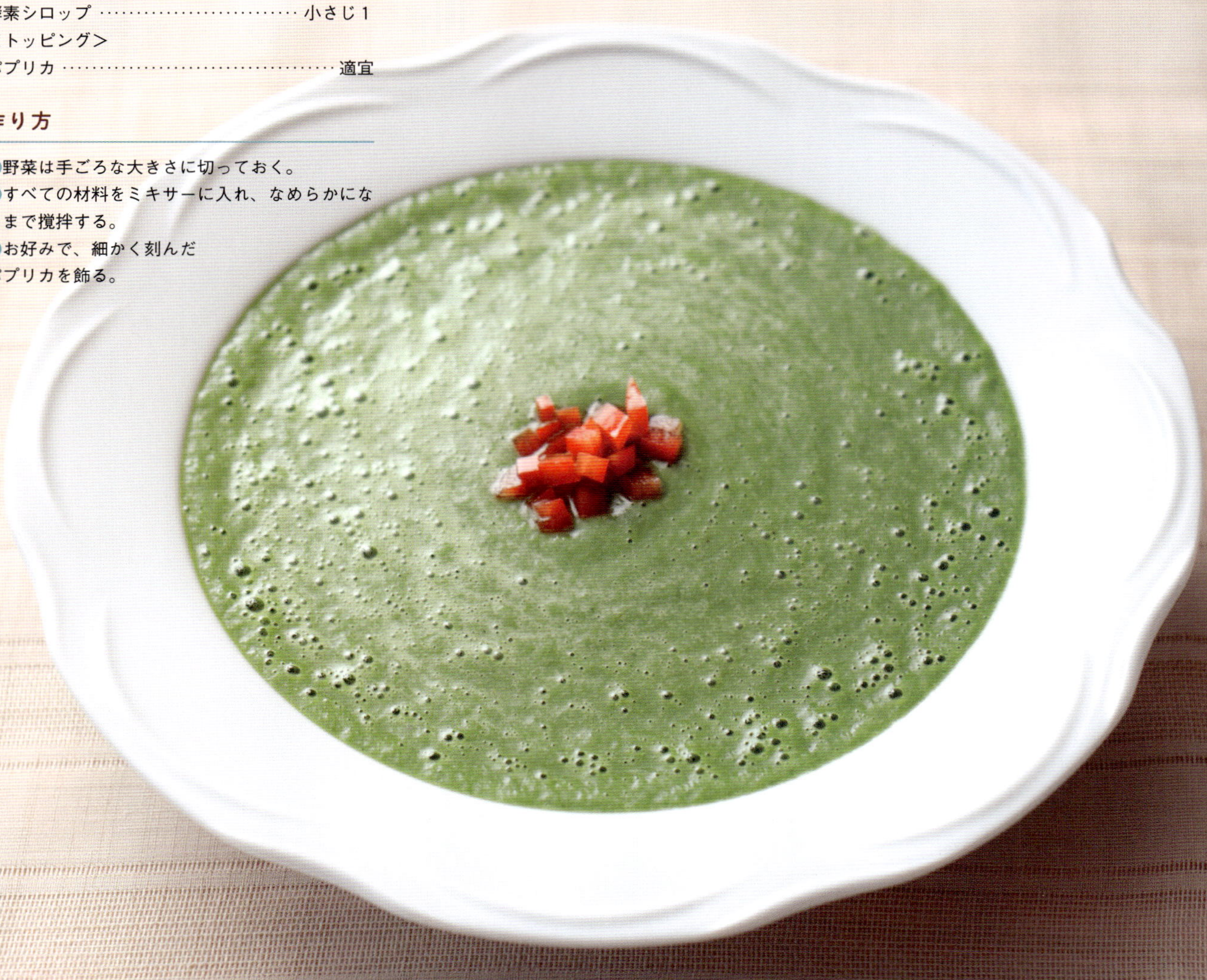

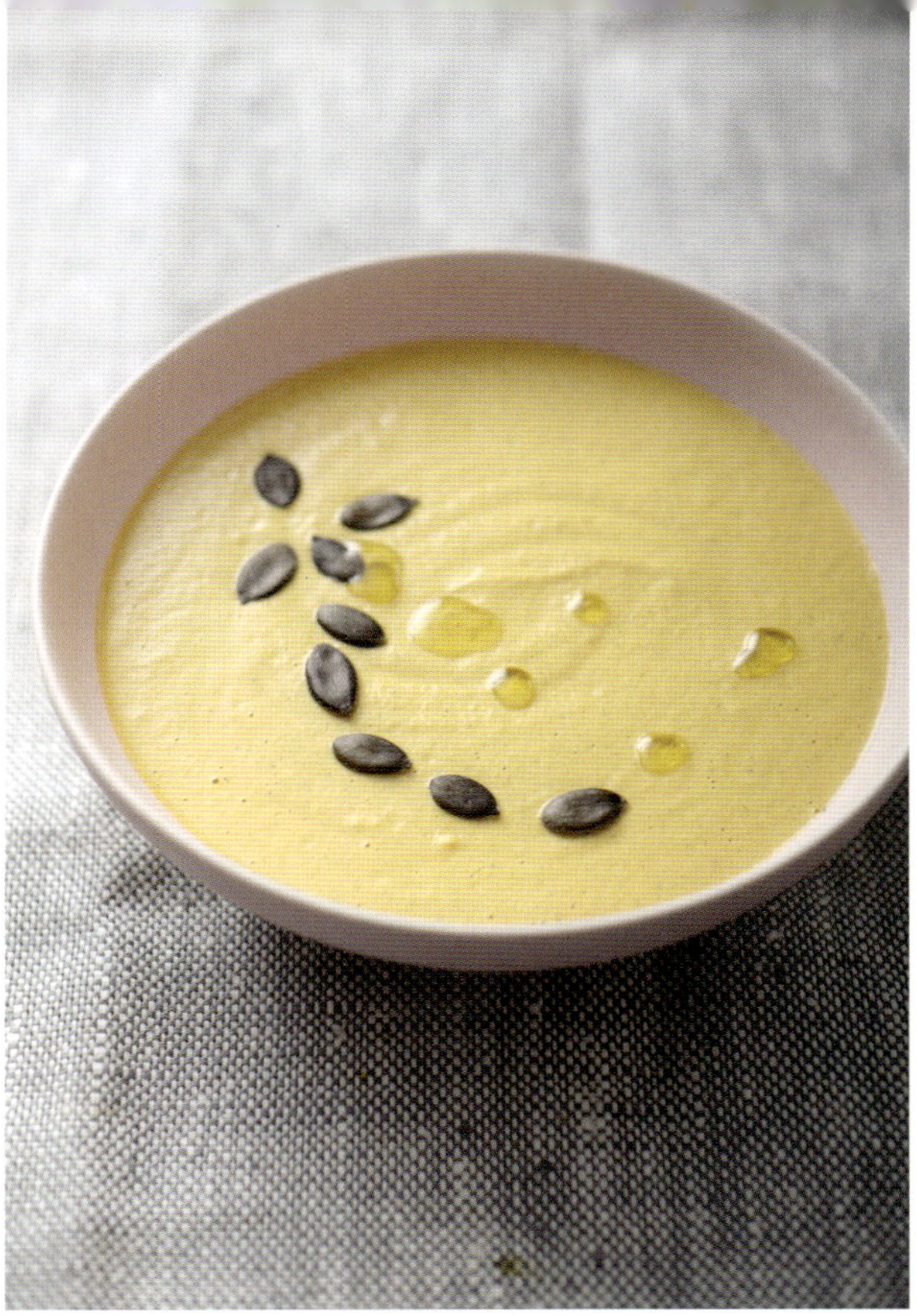

かぼちゃのロースープ サワークリーム仕立て

かぼちゃの甘みとサワークリームが絶妙なスープ。
満腹感もあり、何度も食べたくなる味です。

材料(500㎖分)

かぼちゃ（坊ちゃんかぼちゃ、コリンキーなどやわらかいもの）· 100 g
カシューナッツ（生）……… 100 g
セロリ ··13 g （3～4㎝分くらい）
玉ねぎ ……………………… ⅒個
野菜ブイヨン ……………… ½個
ドライレーズン ………… 大さじ1
ワインビネガー ………… 小さじ½
はちみつ ………………… 大さじ½
レモン汁 ………………… 大さじ1
水 ………………………… 200 ㎖
酵素シロップ …………… 小さじ½
<トッピング>
かぼちゃの種 ……………… 適宜

作り方

❶カシューナッツは1～3時間水にさらした後、流水で洗って水気を切る。
❷かぼちゃは皮を剥き、1㎝幅に切っておく（中ワタはそのまま使うので、取らない）。
❸セロリは5㎜幅に切っておく。
❹玉ねぎはみじん切りにしておく。
❺すべての材料（玉ねぎと野菜ブイヨンは分量の半量）をミキサーに入れて、なめらかになるまで攪拌する。
❻味をみながら、残りの玉ねぎと野菜ブイヨンの量を加えて混ぜる。
❼好みで、かぼちゃの種を飾る。

豆腐と松の実の香味スープ

冬瓜と豆腐のやさしい味わいのスープ。
じんわりとしたおいしさで、食欲がないときにもぴったり。

材料：2人分(約400㎖)

豆腐 ………………… 150 g （半丁）
松の実 ………………… 大さじ½
玉ねぎ ………………… 小さじ½
白ごま ………………… 小さじ1
にんにく（みじん切り）… 小さじ¼
しょうが（しぼり汁）…… 小さじ½
ごま油 ……………… 小さじ1と½
白みそ ………………… 小さじ½
大葉 …………………………… ½枚
野菜ブイヨン ………………… ⅓個
水 ………………………… 200 ㎖
酵素シロップ ………… 小さじ½
<トッピング用>
きゅうり、みょうが、大葉、万能ねぎ ………………………… 適量

作り方

❶みじん切りにした玉ねぎに酵素シロップ小さじ½を浸しておく。
❷白ごまをすったものと、松の実、にんにく、しょうがを、ごま油に白みそを溶いたものに漬けておく。
❸②と大葉、①の玉ねぎ、野菜ブイヨン、水をミキサーに入れ攪拌する。ただし、玉ねぎと野菜ブイヨンは分量より少なめに入れ、途中、味をみながら足していく。
❹③に豆腐を入れ、攪拌する。このとき、あまり長く攪拌せず、豆腐の味わいを残す。
❺スープを器に盛り、細かいスクエア（正方形）に切ったきゅうりをスープに入れ、細切りにしたみょうがと大葉、小口切りにした万能ねぎを添える。

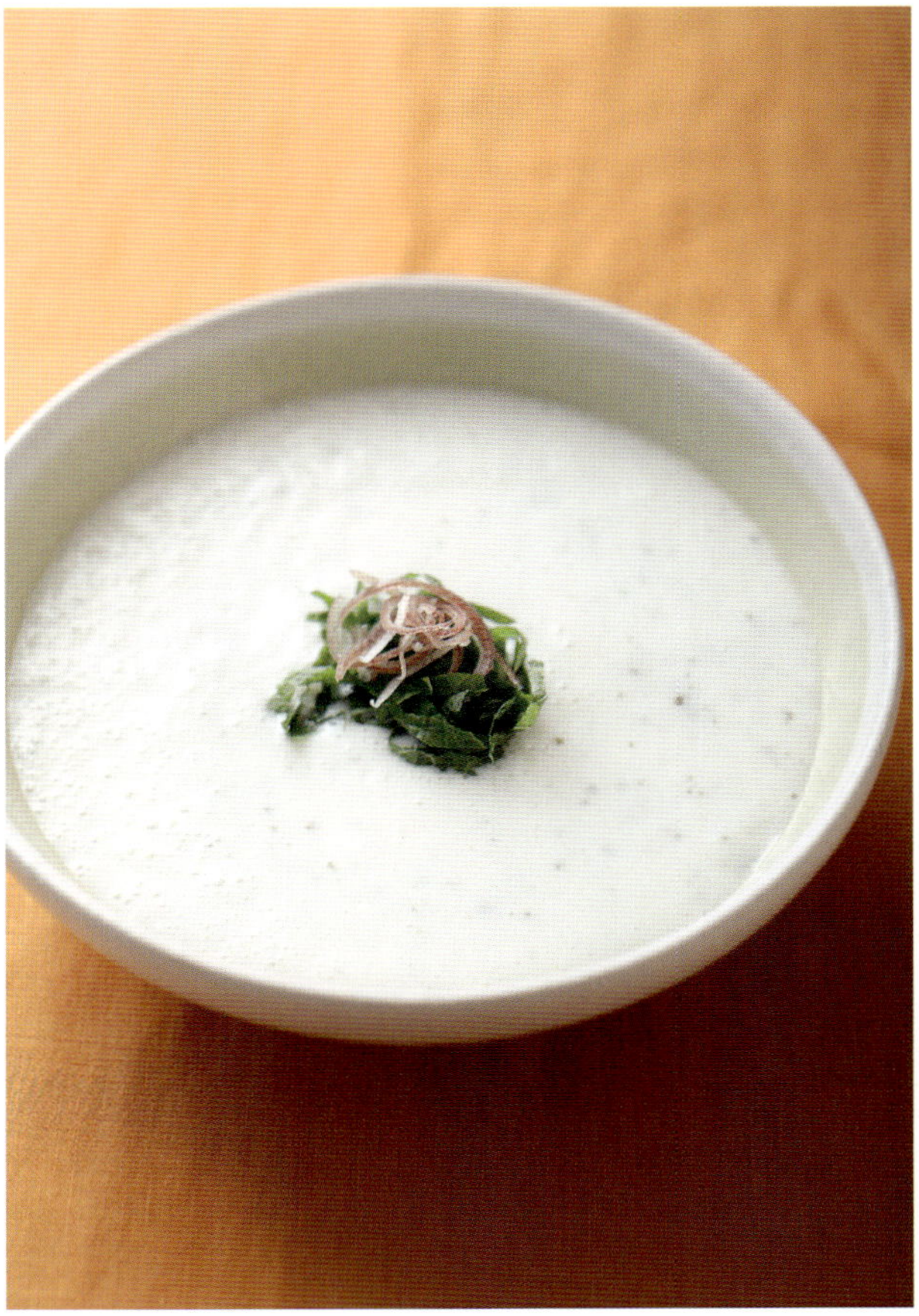

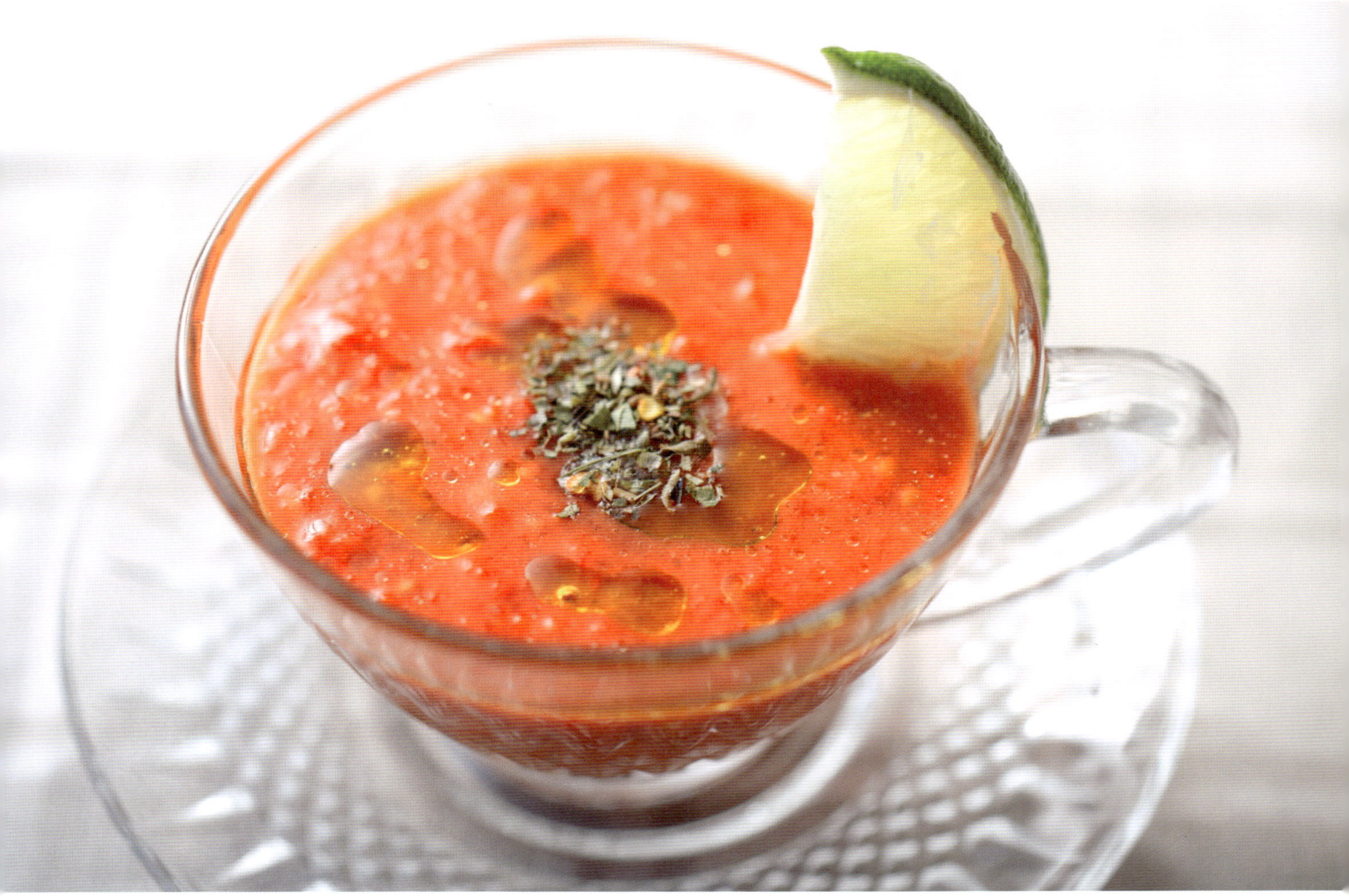

とろ〜りトマトスープ

目にも鮮やかな赤が食欲をそそるスープ。
にんにくも入り、ちょっぴり刺激的な味わいです。

材料（240㎖分）

ミディトマト ………………… 4個（180ｇ）
赤パプリカ ……………………………… ¼個
にんにくスライス …………………… 1片
バルサミコ酢 ……………………… 大さじ1
オリーブオイル …………………… 大さじ1
しょうゆ ………………………… 小さじ¼
レモン汁 ………………………… 大さじ1
＜トッピング＞
ライム、パセリ ………………………… 適宜

作り方

❶すべての材料をボウルに入れ、15〜30分マリネする。
❷ミキサーに①を入れ、なめらかになるまで撹拌する。
❷好みでくし形切りにしたライムを飾り、パセリを散らす。

酵素シロップ活用術

手作りの酵素シロップやしぼりかすは、
ダイエットだけでなくいろいろなものに活用できます。
美容や料理、生活の中で使える知恵を紹介します。

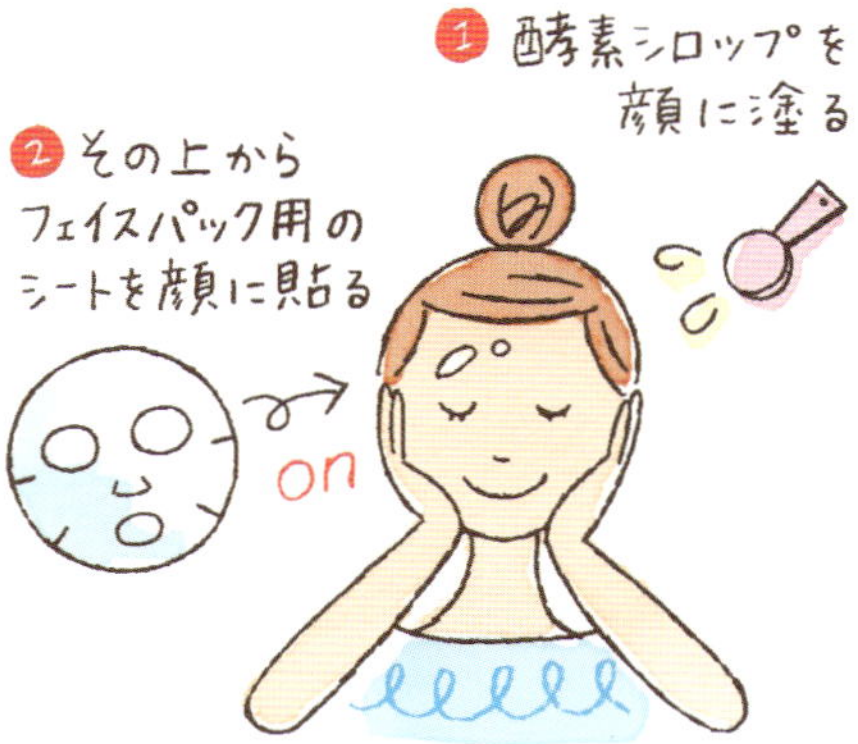
① 酵素シロップを顔に塗る
② その上からフェイスパック用のシートを顔に貼る
on

スキンケア

1 スキンケアアイテムとして使う！

洗顔後、適量の酵素シロップを目と口の周り以外の顔全体に塗り、シートマスクでパック。シミやそばかすの気になる部分に塗り込んだり、いつもの化粧水や美容液に数滴混ぜてもＯＫ。

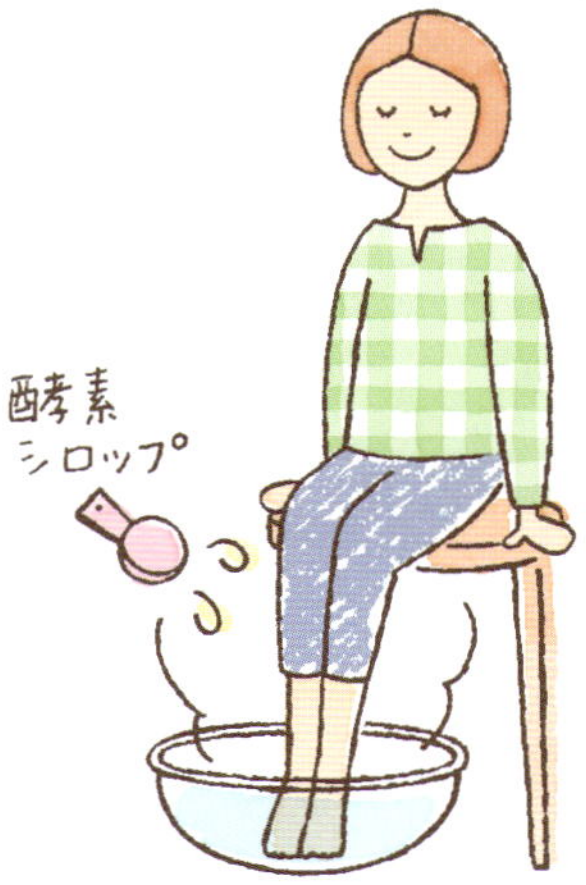

ボディケア

2 足湯に混ぜて使う！

足湯用の容器に 42 度くらいのお湯を張り、シロップを 15mℓ入れてふくらはぎから下、またはくるぶしから下を 20 分ほど浸けます。全身が温まり、免疫力が高まります。

ボディケア

3 入浴剤として使う！

適量のしぼりかすをガーゼでくるむ、お茶パックなどに入れるなどして浴槽に入れます。体が芯から温まり、疲れが取れて肌はつるつる、もちもちに。甘い香りでリラクゼーション効果も。

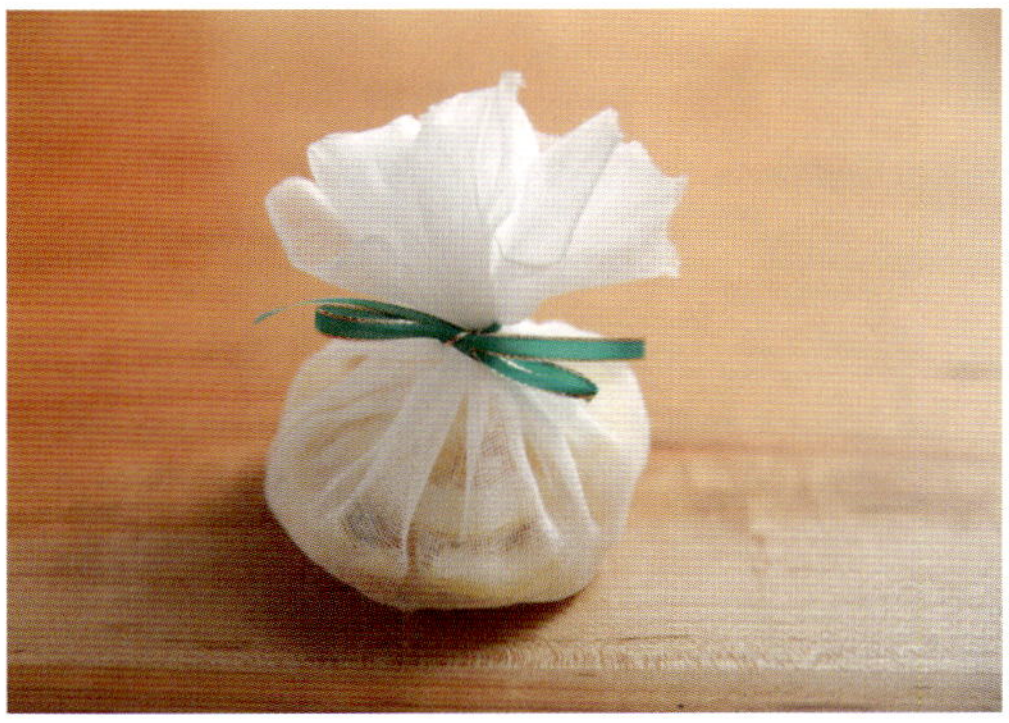

まだまだある!!

酵素シロップで中から外から、元気に、きれいに。

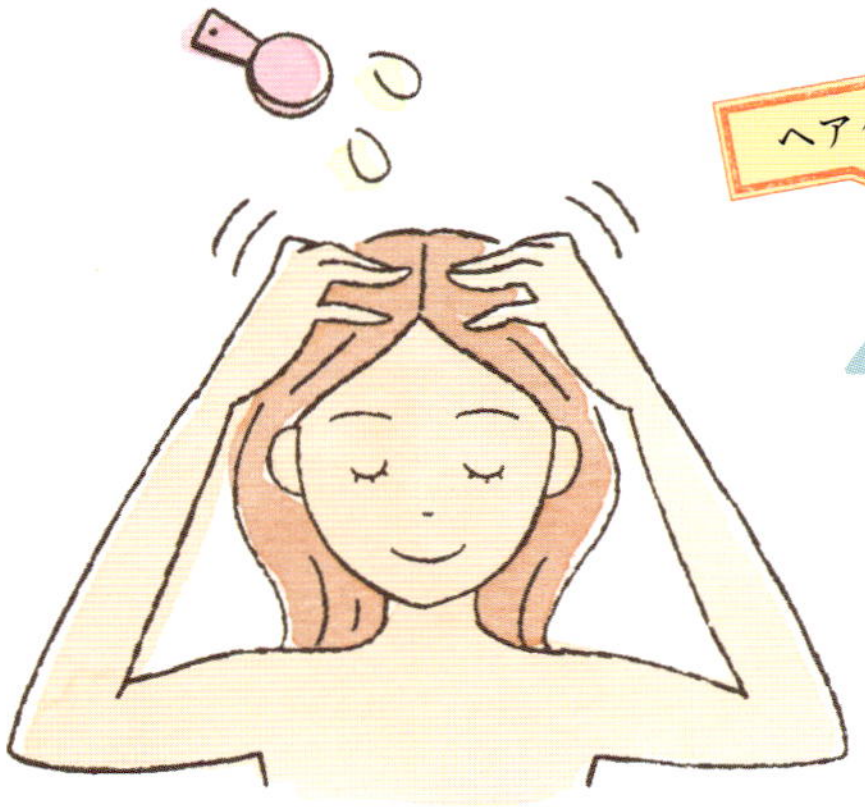

ヘアケア

4

シャンプー＆リンスとして使う！

トリートメントなどのヘアケア剤に酵素シロップをプラスするほか、シロップそのものをシャンプーやリンスとして使うことも可能。頭皮にすり込んでマッサージもおすすめです。

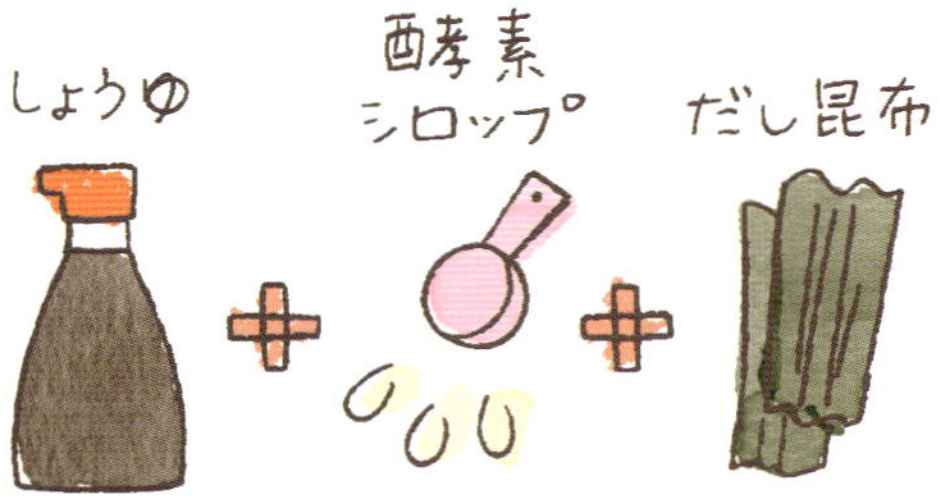

5

クッキング

調味料として使う！

料理の仕上げに酵素シロップを砂糖やみりん代わりに使うと、酵素の働きを残したまま甘みも加えられます。また、しょうゆに酵素シロップとだし昆布を加えてだしじょうゆにするとそれぞれの食材の味がなじんで一段とおいしさが増します（昆布は食べられません）。

クッキング

6

スイーツの材料として使う！

クッキーやホットケーキを焼くときに混ぜたり、くだものや寒天と和えたりしてヘルシーデザートに。凍らせた果肉と一緒にミキサーにかけ、ふたたび凍らせるとシャーベットも作れます。ローフードのスイーツ作りの甘味料としてもおすすめ。

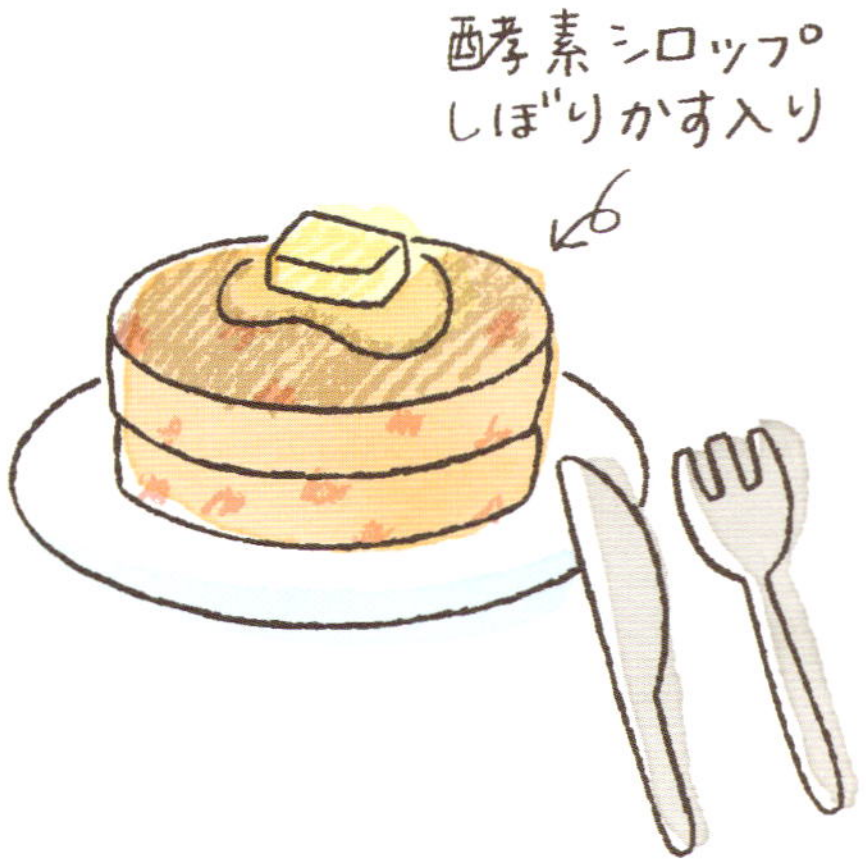

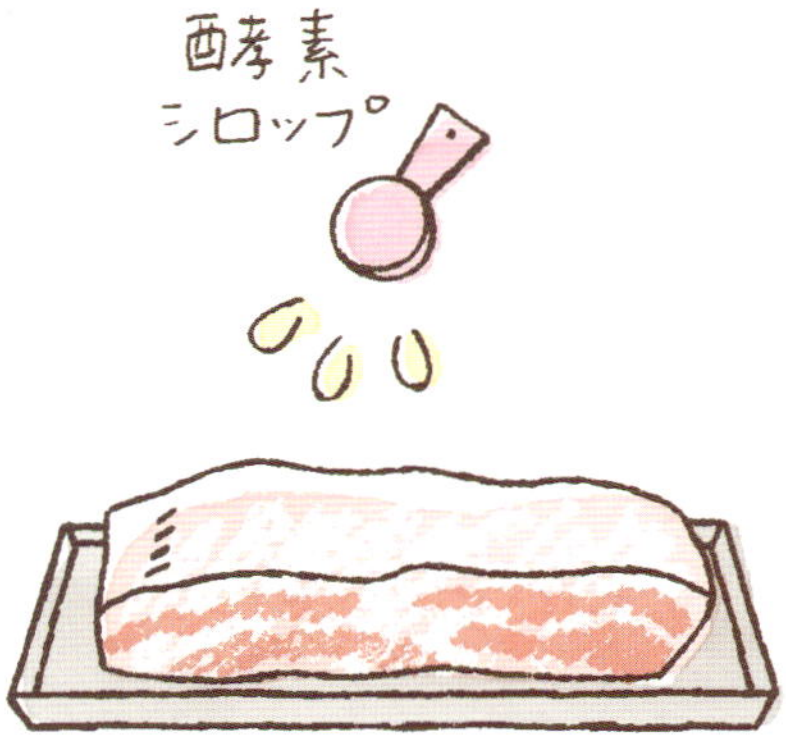

クッキング

7 料理の下ごしらえに使う！

お肉の下ごしらえとして酵素シロップ少量に約30分漬けておくとお肉がやわらかくなり、うま味が増します。よくすり込んで薄い塩水で洗えば農薬の除去にも。また、魚の表面にシロップを薄く塗って30分置くと生臭さがとれます。

クッキング

8 食材の保存に使う！

使いきれなかったフレッシュハーブ類は、酵素シロップで湿らせたキッチンペーパーで包み、冷蔵庫で保管。しおれたり、香りが飛んだりせず、長持ちします。

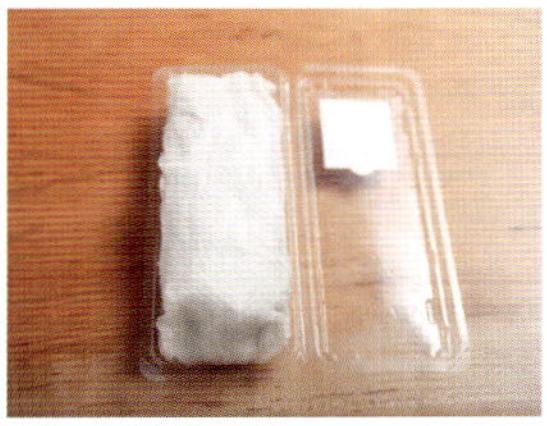

キッチンペーパーでハーブを包む。

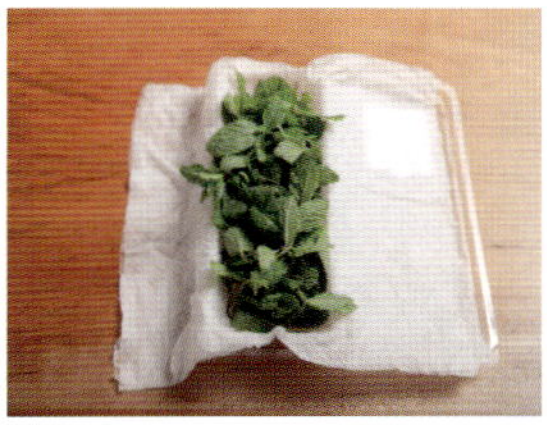

酵素シロップで湿らせたキッチンペーパーを下に敷く。

酵素シロップの使い道は多種多様。
最後まで使いきれるのが魅力です。

クッキング

9 スナックとして楽しむ！

酵素シロップのしぼりかすは、食物乾燥機でドライにすればお腹がすいたときのおやつやおつまみに重宝。干し野菜などで使うざるに並べて、日干ししても同じように楽しめます。

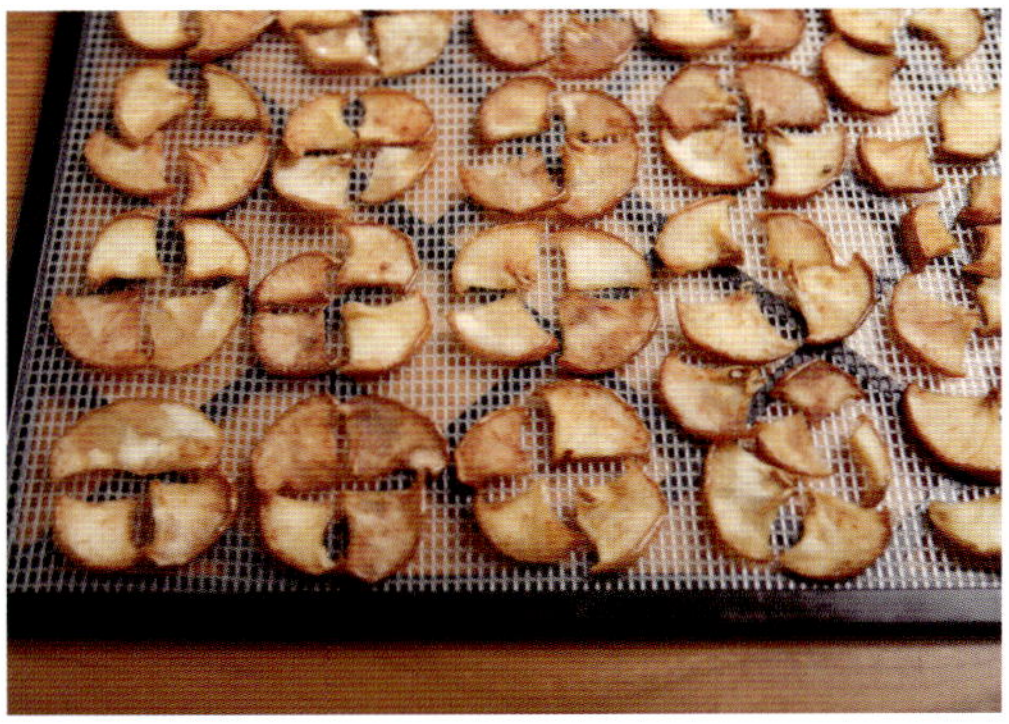

まだまだある!!

クッキング

10 ごはんを炊くのに使う！

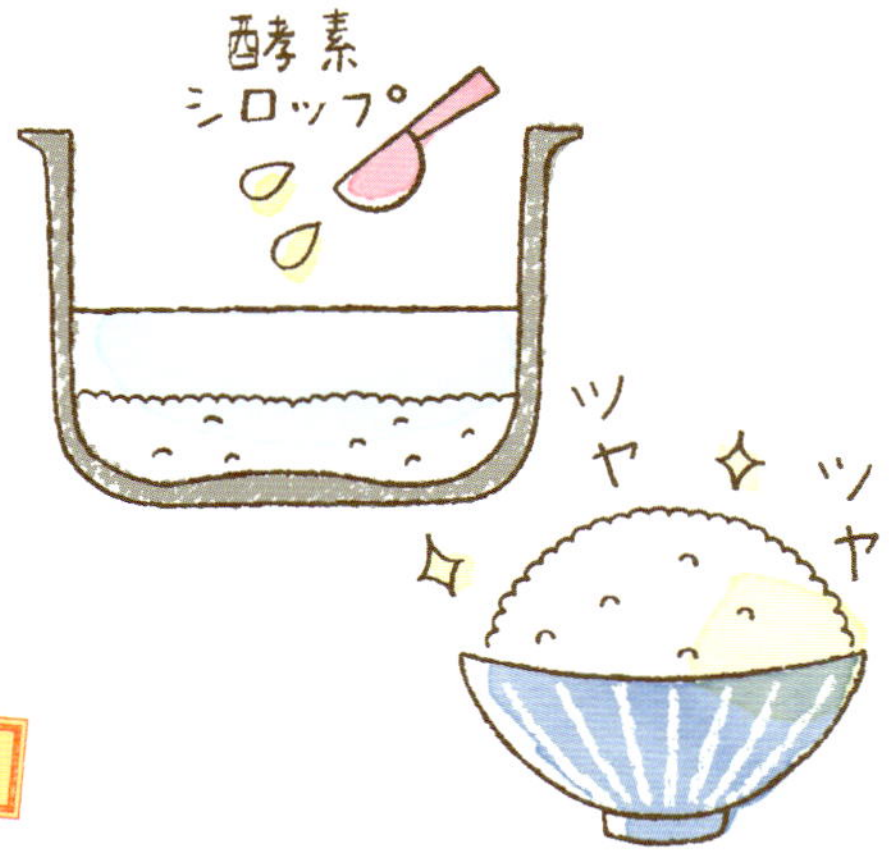

お米をといで水に浸すときに少量の酵素シロップを入れると、ふっくらとつややかなごはんに炊き上がります（ただし、炊飯時に熱が加わるので、食物酵素の働きは失われます）。

クッキング

11 シャンパンに混ぜるだけで魔法のカクテルに！

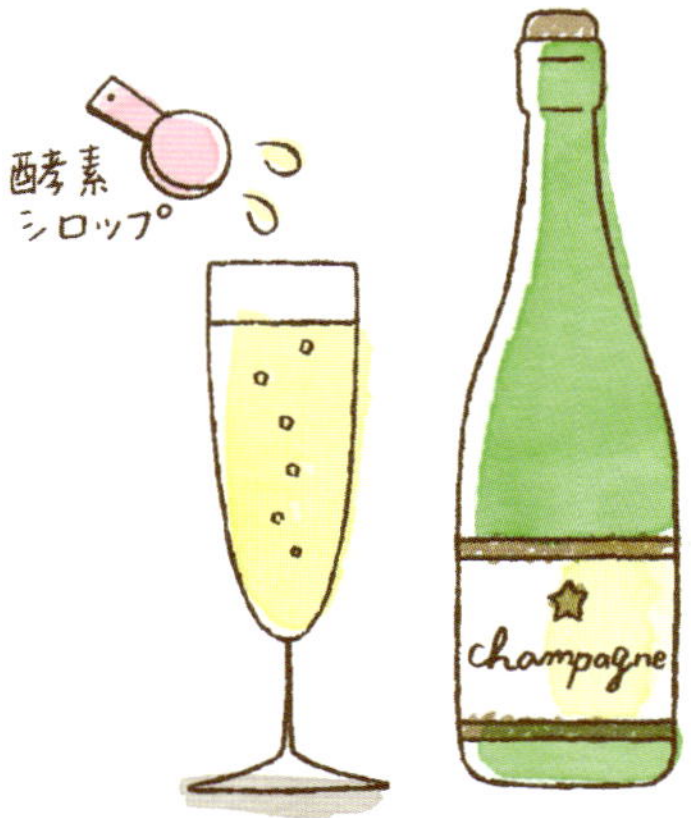

シャンパンに酵素シロップを入れるだけで、ちょっとおしゃれなシャンパンカクテルに早変わり。ほんのりとした香りと、きれいな色でおしゃれな気分が味わえます。また、シャンパン以外のお酒に混ぜて飲むと二日酔いをせず翌朝もすっきり！　アルコール分解を助けてくれます。

クッキング

12 しぼりかすをジャムとして使う！

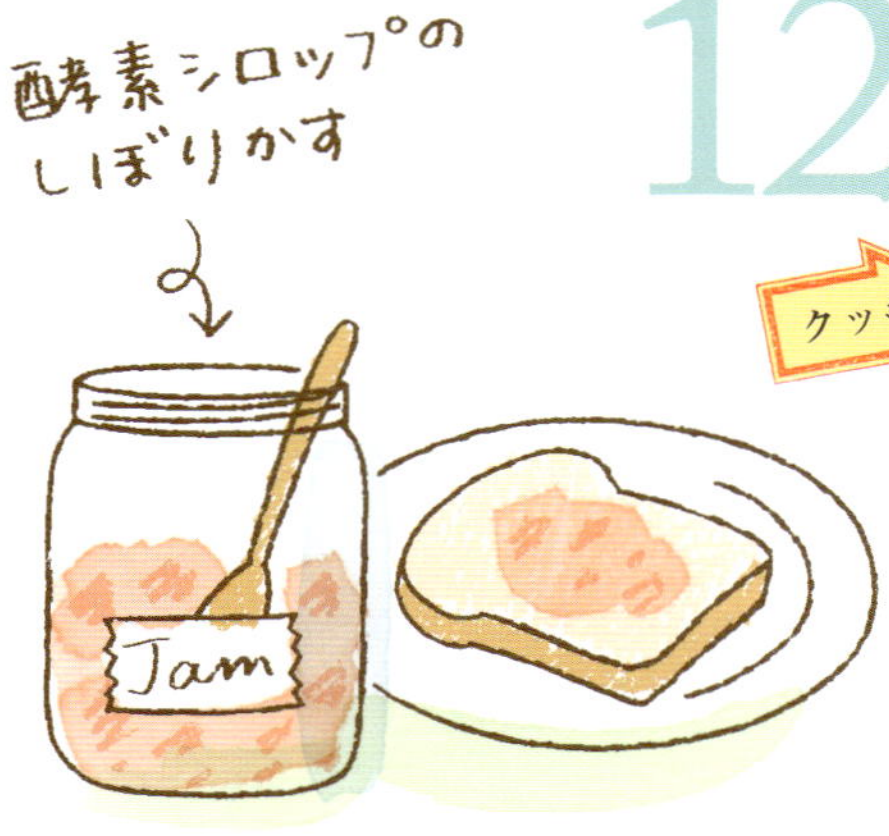

酵素シロップのしぼりかすは、フードプロセッサーで混ぜて、そのまま生ジャムとして使えます。加熱していないので、生きたままの酵素を食べることができ、素材の味が堪能できます。

ガーデニング

13 肥料として使う！

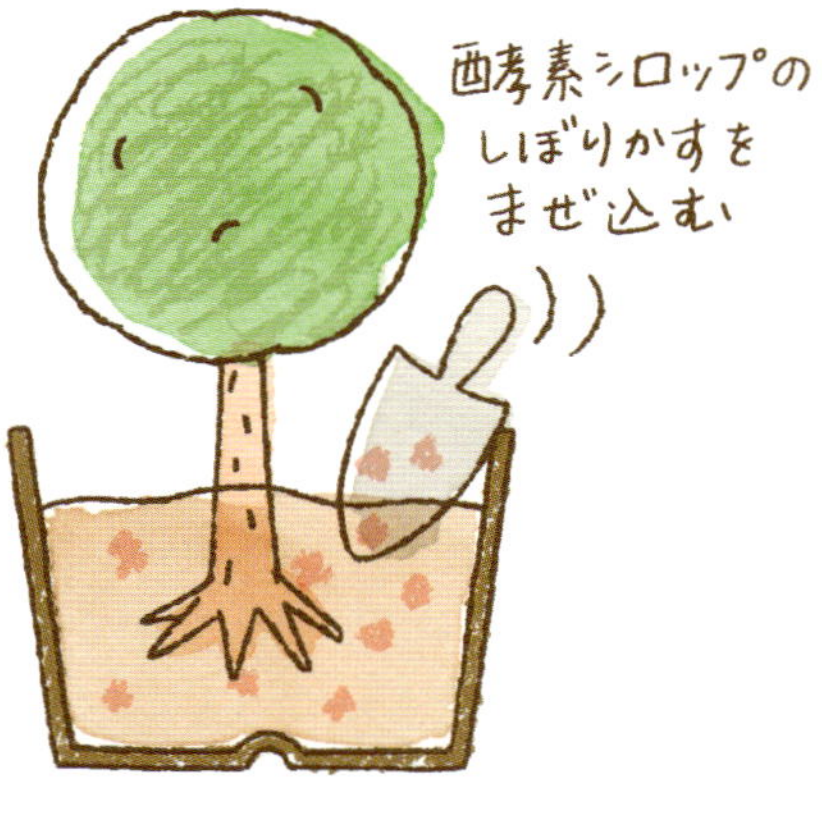

ガーデニングや鉢植えの土に酵素シロップのしぼりかすを少量混ぜ込むと、土が活性化してふかふかになります。ただし、虫が寄ってきてしまうので、土の表面にまくのはＮＧです。

14

キッチン

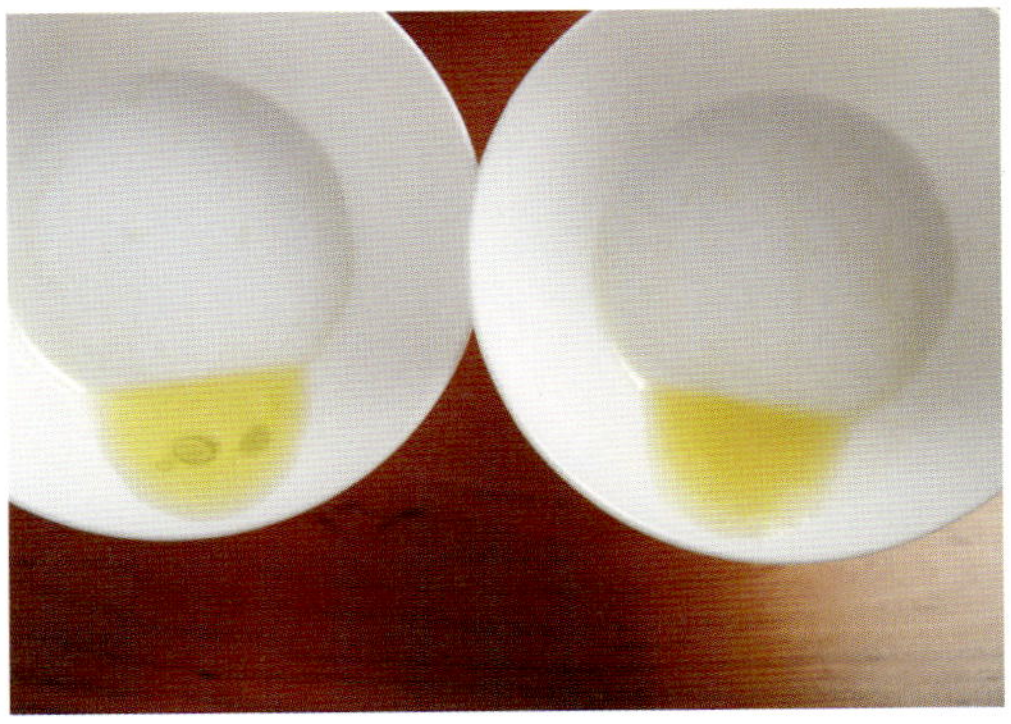

洗剤に混ぜれば洗浄力アップ！

脂っこい料理の後は、お皿洗いも大変ですよね。ここでも酵素シロップが役立ちます。洗剤に酵素シロップを数滴足し、油汚れのあるお皿に振っておきます。しばらく置くと、酵素の力が油汚れを分解してくれるので、あとは流すだけで簡単。上の写真の右側が酵素シロップを入れた洗剤を振っておいたもの。左側の洗剤だけのものに比べると大きな油汚れがないのがわかります。

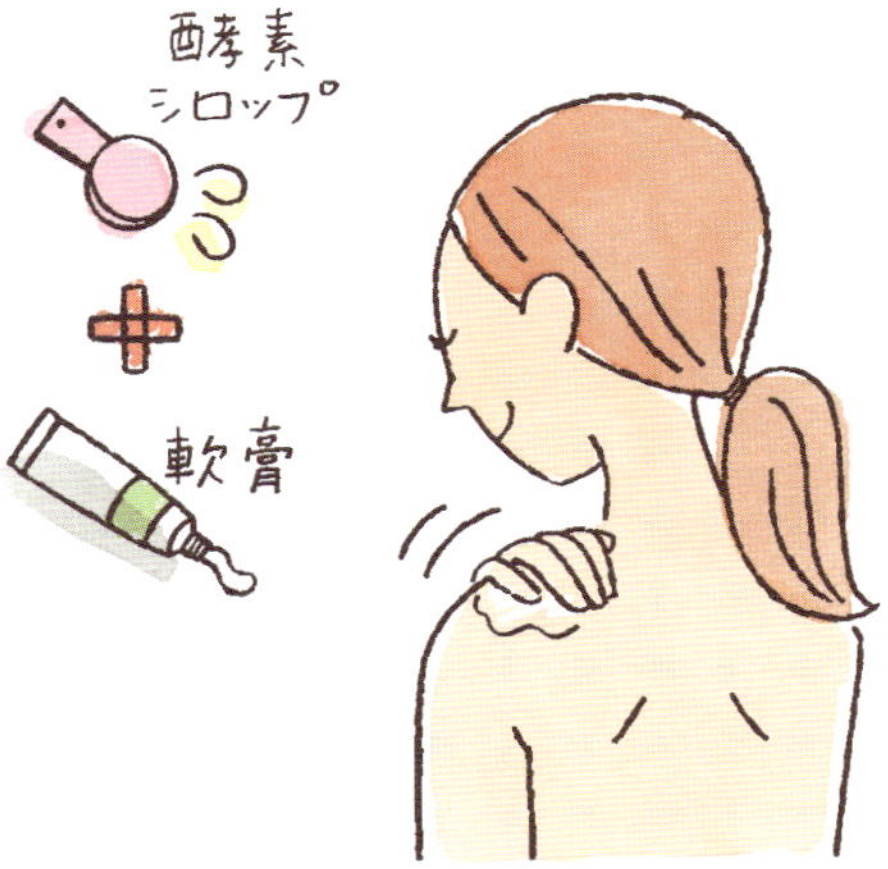

ビューティー

15

肩こりの軟膏に混ぜて浸透促進！

これは、普段お使いの軟膏に酵素シロップを混ぜるだけという手軽なもの。酵素の触媒としての力がここでも活かされます。心なしか、軟膏の浸透度がいつもよりはやく、効いているように感じられるはず。腰痛や膝痛、筋肉痛などのときにも使えます。また、切り傷、湿疹、虫さされ、かゆみやかぶれなどにシロップを塗るのも効果的です。

ヘルス

16

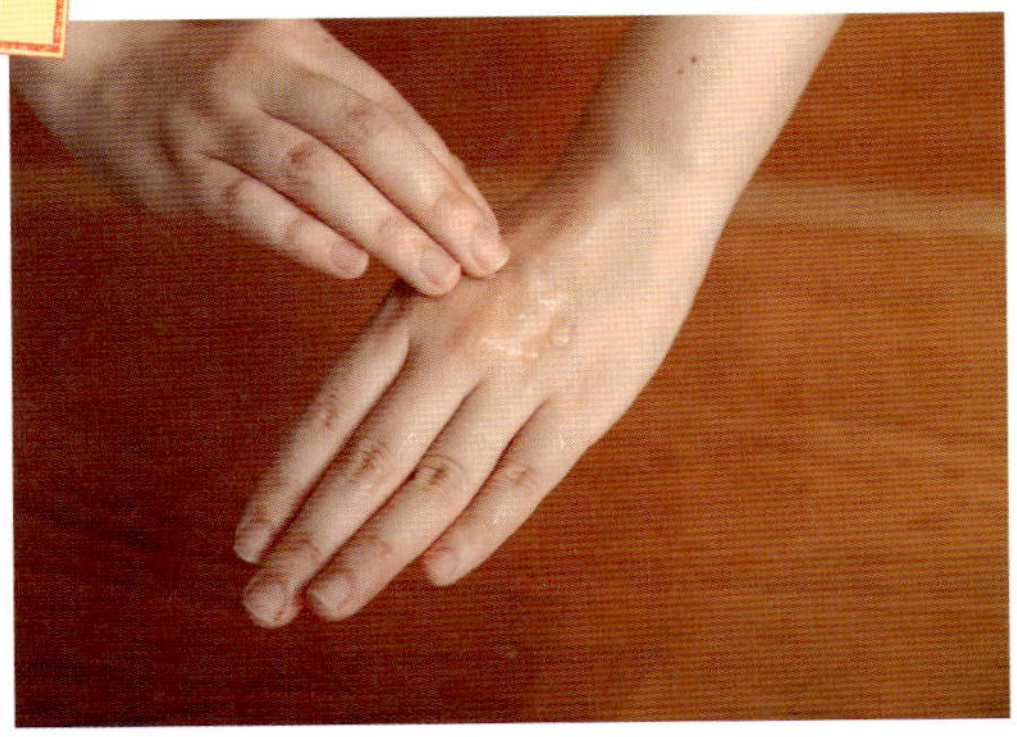

酵素パックで肌に透明感♪

これもお手軽な酵素シロップのハンドパック。手の甲にシロップを数滴垂らし、指の腹で何度かパッティングします。水で洗い流せば、透明感が増したように感じるでしょう。体の気になるこり、痛み、シミ、傷あとにパッティングしても◎。

ライフ

17

ペットにもＯＫ！

ペットの飲み水に少し酵素シロップを加えるのもおすすめです。また、傷に塗ったり、シャンプーに混ぜたりなど、人と同様に使えます。

酵素シロップとともに取り入れたい生活習慣

酵素シロップのダイエットは、おいしく楽しく続けられるのが魅力。さらにダイエット効果を促すためのおすすめ習慣を5つ紹介します。

食事の最初は、生野菜にすべし。

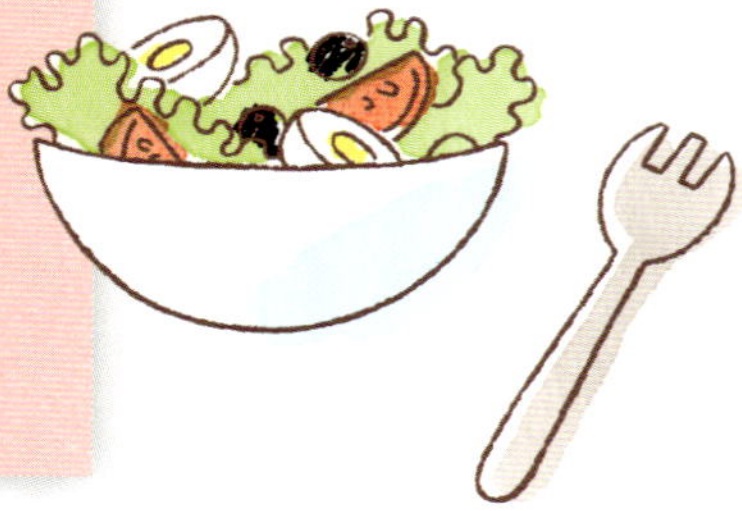

ダイエット時は消化のはやいものから食べるのが基本。くだもの、生野菜、ふつうの料理という順番。くだものは胃がからっぽのときだけ食べます。定食などはサラダから食べるクセをつけると◎。

たんぱく質と炭水化物は一緒に食べるのを避けるべし。

たんぱく質と炭水化物を分解する酵素はそれぞれ違う条件の下で働くため、炭水化物だけ、たんぱく質だけの食事にして食べ分けを。片方を控えめにするだけでも効果があります。

ダイエット日記をつけるべし。

その日に食べたものとその時間、体重・体脂肪率、体調や1日の感想などを書いた日記をつけましょう。自分の食事や生活のパターンがわかり、振り返りのきっかけになります。

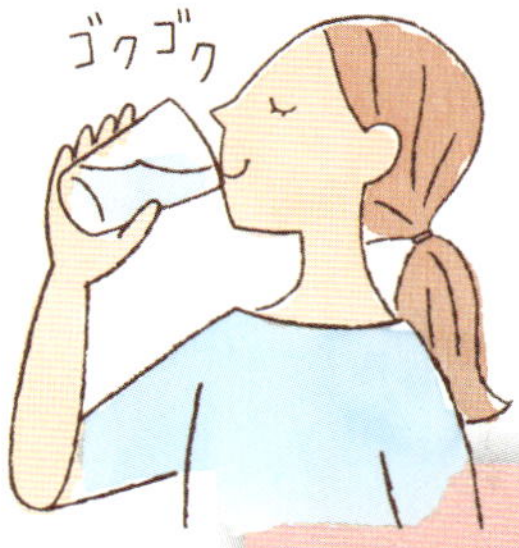

水をたっぷり飲むべし。

体内の水分が不足すると、代謝がスムーズに行われなくなります。ダイエット中はミネラル水か浄水器を通した良質な水を1日に1.5〜2ℓ飲むようにしましょう。

植物性食品をとるべし。

健康な人の体は弱アルカリ性です。これが酸性に傾くと血流が滞り、さまざまな不調が出ます。野菜やくだもの、豆などの植物性食品をたっぷりとり、体を弱アルカリ性に保ちましょう。

酵素シロップ体験談

ここでは、実際に酵素シロップを生活に取り入れた方のお話を紹介します。シロップやスムージーだけでなく、食事の方法や生活サイクルも意識した体験者の方の取り組みを参考にしてみてください。

File_1

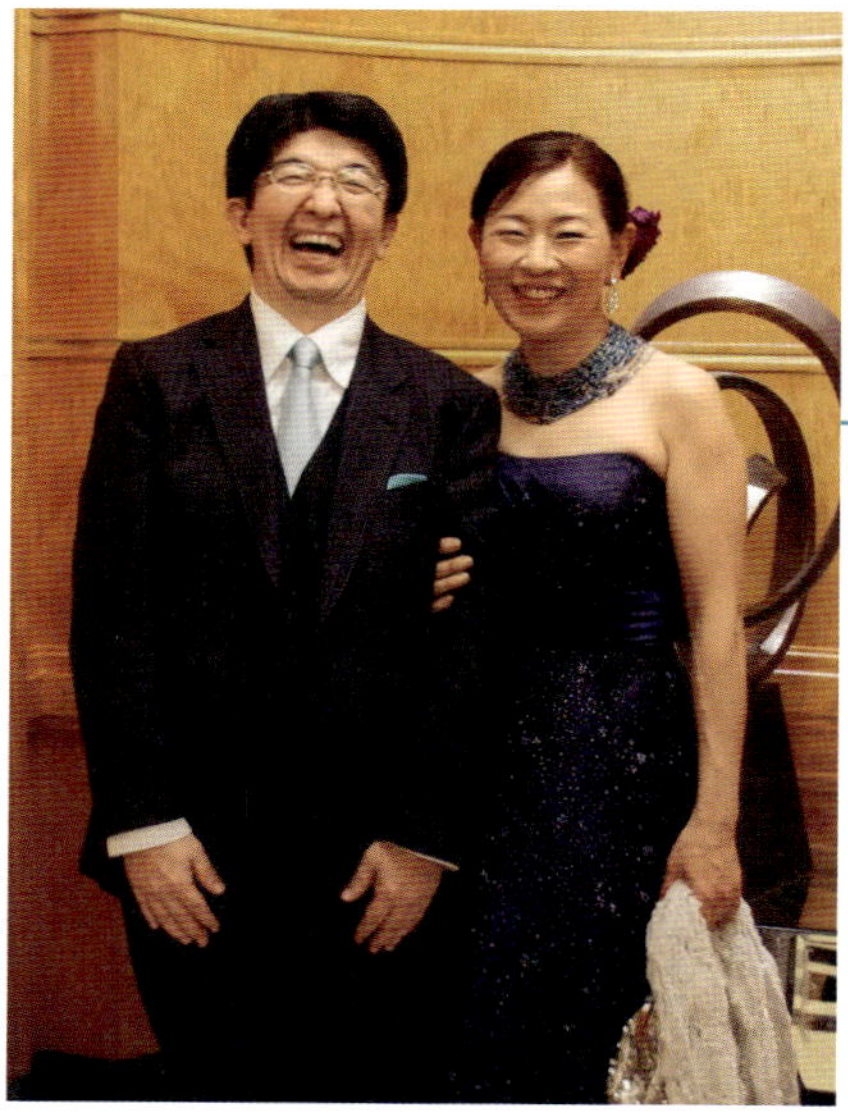

減量された写真。お二人とも、体がとても軽くなったそうです。

望月俊孝さん
（56歳・宝地図ナビゲーター、レイキティーチャー）

望月千恵子さん
（51歳）

ご夫婦

千恵子さん	俊孝さん
61.0 kg	70.2 kg
↓	↓
51.7 kg	59.7 kg
約10kgダウン！	約10kgダウン！

酵素シロップに加え、食生活も改善しました

秋葉先生の指導のもと、60kg以下を目標に去年の夏、減量計画をスタートしました。仕事柄夕食が遅くなりがちでしたが、20時くらいには食べ終わっているように食生活を変えました。また、酵素水は1日2リットルほど飲みました。結果的には、3カ月で10kgの減量に成功し、体脂肪率も5％ほど落ちました。酵素水は今も変わらず飲んでいて、習慣になっています。「ダイエットのためだから」と無理をして飲むのではなく、自分から飲みたくなるおいしさがいいですね。減量のほかでは、夜、熟睡できるようになりました。また、以前より疲れがとれやすくなったと実感しています。生徒さんからも若返ったと言われることが多くなりました。（俊孝さん）

夫とともに、秋葉先生の指導のもと、去年の夏から本格的にダイエットに取り組みました。朝のスムージーのほかは、「炭水化物と動物性のたんぱく質は一緒にとらない」というルールのもと、食べ合わせを意識しながら食生活を変えていきました。間食したいときは、ナッツやドライフルーツを食べていました。酵素シロップは、最初に秋葉先生の教室で作り方を習い、その後はその季節ごとに自分が好きなくだものでシロップを手作りしました。体調面での変化は、慢性疲労でいつもだるかった体質が変わり、とても軽快に行動できるようになりました。また、お通じも以前よりスムーズになりました。体内の毒素が抜けて、いい連鎖反応が起こっていることを感じます。（千恵子さん）

こんなふうに取り組んだ

* 朝は酵素スムージーを飲み、少しの時間でも外に出るようにした。
* 昼はまずたっぷりと野菜を食べ、炭水化物と動物性たんぱく質は一緒に食べないように食べ合わせに気をつけながら食事をした。
* 夜は昼と同様の食事をし、２０時までに食事が終わるようにした。
* １日１．５ℓ以上の水を飲むようにした。

File_2

阿部智子さん（53歳・創作和食店店主）

約8kgダウン！

55.0kg ← 63.0kg

悩みだった、慢性的なむくみもすっかり解消されました

和食店を営んでいるのですが、お店の方向性について考えていた時期に秋葉先生がトマト酵素を紹介されている雑誌の記事を見ました。元々お店が手作りや健康といったことをテーマにしていたので興味を持ち、ローフードや酵素の講座を受けたのが最初です。驚いたのは、ダイエット目的でなかったのにスムーズにやせていったこと。講座のあとにも、1か月で4kg、半年で8kgやせました。

また、体調にも変化がありました。わたしは、以前「下肢静脈瘤」という持病があり、足のむくみに悩まされていました。象の足のようにパンパンになり、常にだるくて立っていられないような状態だったのですが、酵素シロップを日常的に取り入れるようになってすぐ、そのむくみが取れていったのです。また、夏場は36〜40度にもなる厨房にいることで毎日軽い熱中症の症状がありましたが、こまめに酵素水を飲むようにしたら、この夏はとても元気に過ごせています。ちなみに、家族の体調にも変化がありました。夫も朝の酵素水とスムージー、そして昼のサラダを習慣にしたところ、少しずつ体がすっきりしてきました。また、なぜか以前から足の皮がすぐに剥けてしまう体質だったのですが、そういったことも全くなくなりました。お店でも酵素教室をやっているのですが、お客さまから大反響があり、とても喜ばれています。

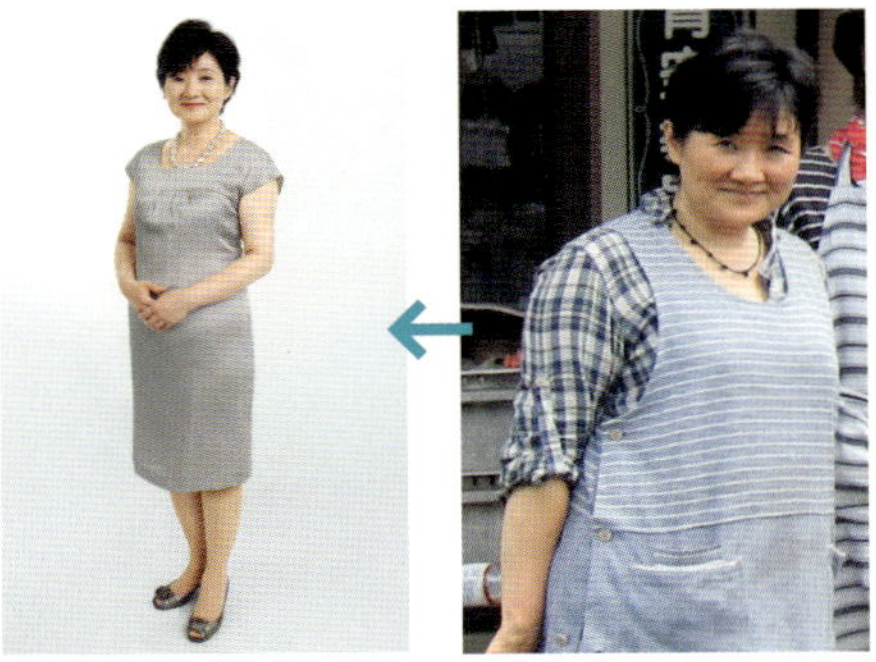

仕事のストレスなども重なり、オーバーウェイト気味だったのが酵素に出会う前。ローフードの講座から始まり、手作りの酵素シロップや規則的な食事サイクルで結果的に8kgの減量につながりました。

こんなふうに取り組んだ

* 朝は酵素水と酵素スムージー、あとはくだものを食べる。
* 昼は山盛りのサラダとパンを少し食べる。
* 夜はふつうの食事をするが、必ずまず最初にサラダを食べ、できるだけ20時までに食べ終えるようにする。

File_3

谷田部淳さん（38歳・会社員）

約13kgダウン！

59.0kg ← 72.0kg

自分の健康や生活習慣を見直すいいきっかけに

酵素シロップを知ったのは、去年の秋に秋葉先生の教室に伺ったときでした。3か月間本格的にダイエットに取り組もうと思い、酵素シロップやスムージーはもちろん、食事の方法、入浴法、生活のサイクルなど総合的に指導をしていただきました。このときは、毎日酵素水を飲み、スムージーを作りました。また、食事方法も、生野菜を最初に食べることやごはんとお肉を控えめにすることなどを意識しました。結果、3か月で13kgの減量に成功したのですが、これには自分でも驚きました。過去にも何度かダイエットをしたことはありますが、ここまで結果が出たのは初めてでした。ウエストも8cmダウンし、仕事用のスーツをかなり買い直しました。また、夜よく眠れるようになりました。以前は、仕事の忙しさもあり、4時間ほどの短時間睡眠だったのですが、睡眠時間帯を見直して早寝早起きになったと思います。現在は、なかなか毎日は続けられていませんが、スムージーを作ったり、市販の酵素液なども利用しながらゆるやかに続けています。食事法については、すっかり習慣化したので続けられています。ダイエットを目的に始めたことではありますが、自分の健康や生活習慣を改めて見つめ直すとてもいい機会でした。

こんなふうに取り組んだ

* 酵素水、酵素スムージーを毎日飲んだ。
* 野菜を先に食べてから食事をするようにした。
* しっかり睡眠時間をとるようにした。

Q&A

ここでは、酵素シロップに関して寄せられる、
よくある質問にお答えします。

発酵を放っておいたらどうなりますか？

シロップを発酵させる目安は5～10日間とありましたが、忙しくてそのまま放っておいたらどうなりますか？

A

状態を見て判断を。

まずは、においをかいだり、味見をして状態を見てみてください。状態がよくなければ、捨てましょう。あまり長い間放っておくと、異常発酵している可能性があります。途中で雑菌が入り込み、浸食し、カビが生えてしまうともう使えません。できるだけこまめに状態を見てあげましょう。

白砂糖を使うのはなぜですか？

白砂糖はなんとなく体に悪いというイメージがあるのですが、なぜ精製された白砂糖を使うのですか？

A

発酵させる酵素シロップに最適だからです。

白砂糖を使うのは、精製され、ビタミンやミネラルを取り除かれた状態が発酵をスムーズにしてくれるから。黒砂糖でも作れますが、異常発酵してしまうことがあり、家庭で手軽に失敗せずに作るには、やはり白砂糖がおすすめです。シロップが発酵していく過程で、白砂糖はブドウ糖になるので、でき上がったときには白砂糖の害は消えています。

どれくらいで効果が出ますか？

酵素シロップにチャレンジしようと思っています。どれくらい続ければ、効果を感じることができますか？

A

まず1か月を目安にしてみて。

個人差がありますが、体重よりも先に、肌の状態やサイズに変化が出る人が多いようです。結果が出ないからといってすぐにあきらめず、まずは1か月を目標に続けてみましょう。

いつまで保存できますか？

酵素シロップは保存できると聞きました。だいたいどれくらいの期間、保存することができますか？

A

一般家庭では1年が目安。

完成した酵素シロップは、直射日光の当たらない19度くらいの涼しい場所で保管します。賞味期限はありませんが、家庭での保管は、1年程度が目安。できれば、その素材の旬が終わる前に飲み終えるようにしましょう。

毎日、素手でかき混ぜなければなりませんか？

仕事が忙しく、きちんとシロップをかき混ぜられるか不安です。絶対毎日かき混ぜるのがルールでしょうか。

A

あまり神経質にはならなくても大丈夫。

基本的には毎日、素手でかき混ぜましょう。手は流水で15秒ほど洗いましょう。1日くらい忘れても影響はありませんが、翌日は2回かき混ぜてください。「おいしくなぁれ」と声をかけながらかき混ぜるとおいしくなりますよ。けがや旅行などで難しい場合は家族に頼んでもOK。

「好転反応」って何ですか？

ダイエット中に出る「好転反応」とはどういうものですか？　症状を教えてください。

A

体がよくなる過程の毒出しのようなもの。

酵素シロップダイエットを始めると、「好転反応」といって風邪に似た症状、だるい、眠くなる、頭痛、下痢、湿疹などの不調が起きる人がいます。これは体が正常に戻ろうとする反応で、数日から人によっては1か月続く人も。あまりに長く続く場合や、症状がひどいときには迷わず病院へ行ってください。

カット野菜や缶詰などを利用してもいいですか？

シロップを作るときのくだものや野菜は、手軽な缶詰や既にカットされている野菜を使いたいのですが、いいですか？

A

野菜とくだものは旬・国産・生のものを。

カット野菜は、切られて時間がたっていてすでに酸化しているため、丸ごとの生の素材を選びましょう。その季節の旬のもの、国産のもの、新鮮なもので作りましょう。缶詰は熱処理されていたり、シロップ漬けになっていたりするので酵素シロップ作りには不向きです。

酵素シロップダイエットをやってはいけない人はいますか？

ぜひ酵素シロップダイエットをしようと思いますが、避けたほうがいい人はいますか？　どんな人でも大丈夫ですか？

A

病気の人や体調が悪い人は避けて。

基本的には誰でもやっていただけますが、成長期のお子さんや妊娠・授乳中の方は避けてください。持病のある方や投薬を受けている方、食事制限のある方も、主治医に相談してから始めるようにしてください（ダイエットでなく単にシロップを薄めて飲むのはOKです）。

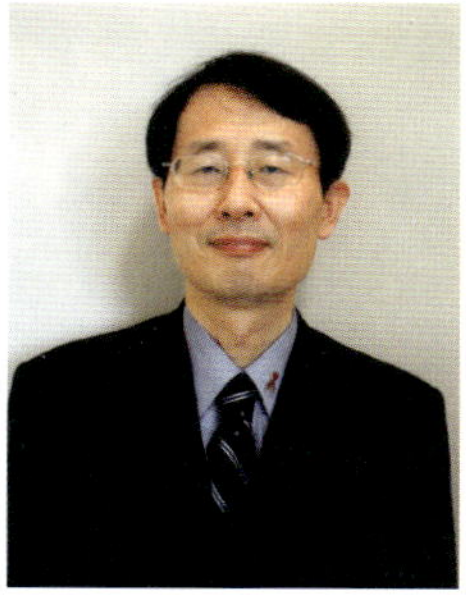

白川太郎（しらかわ・たろう）

医療法人社団白金会理事長兼総院長（UCG長崎&TCG東京銀座）、中国遼寧医学院教授、元京都大学大学院医学研究科教授、元ウェールズ大学医学部助教授、元オックスフォード大学医学部講師。2013 年より中華人民共和国遼寧医学院教授（院長補佐：研究担当）。

1983 年京都大学医学部を卒業。その後、高槻日赤病院で呼吸器科医師として臨床に研鑽後、大阪大学医学部にて予防医学を専攻し、助手、講師を歴任する。その後英国オックスフォード大学医学部などに 10 年在籍して遺伝子医学を専攻し、病気の原因遺伝子を同定する作業に従事。その功績で、2000 年京都大学大学院医学研究科で予防医学を担当する教授に就任。最先端医学と伝統医学を融合する統合医療を極めるため、2008 年長崎県諫早市に末期がん専門のユニバーサル医院を開設。2013 年には銀座にも東京中央メディカルクリニックを開設し、統合医療の普及を図っている。著書に『末期がん、最後まであきらめないで!』（PHP研究所）がある。

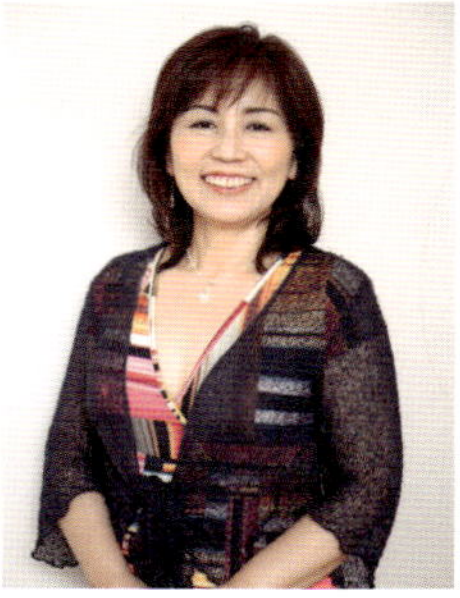

秋葉睦美（あきば・むつみ）

ATTIVAローフードスクール校長。ローフードマイスター 1 級。英国IFA認定アロマセラピスト。NPO法人 統合医学で健康になる会 理事、一般社団法人 分子整合医学美容食育協会世田谷支部 部長。

1960 年鹿児島生まれ。鹿児島大学卒業。19 歳で喘息を発症し、さまざまな代替療法を求めるなかでアロマテラピーと栄養療法で完治させる。46 歳のときに「酵素」「ローフード」と出会い、21 kgの減量に成功。現在はダイエットコーチング、講演活動、ローフードマイスター育成セミナーなどを行うほか、NPO法人や社団法人などの活動にも積極的に参加している。著書に『手づくり酵素ダイエット』『やさいスムージーでキレイになる』『野菜スムージーダイエット』（以上ぶんか社）がある。

酵素《こうそ》シロップでやせる!
21kg減量《げんりょう》したローフード研究家《けんきゅうか》が教《おし》えるダイエット法《ほう》

2013 年 10 月 15 日　第 1 刷発行

著者　秋葉睦美《あきばむつみ》
監修　白川太郎《しらかわたろう》

発行者　佐藤　靖
発行所　大和《だいわ》書房
東京都文京区関口 1-33-4
電話　03-3203-4511

ブックデザイン　中村知子（Yahhos）
撮影　原　幹和
編集協力　楠本知子
イラスト　根岸美帆

本文印刷　歩プロセス
カバー印刷　歩プロセス
製本所　ナショナル製本

©2013　Mutsumi Akiba, Taro Shirakawa Printed in Japan
ISBN 978-4-479-92067-0

乱丁・落丁本はお取り替えいたします。
http://daiwashobo.co.jp